치아 읽어주는 남자 2

이 도서의 국립중앙도서관 출판예정도서목록(CIP)은 서지정보유통지원시스템 홈페이지 (http://seoji.nl.go.kr)와 국가자료종합목록 구축시스템(http://kolis-net.nl.go.kr)에서 이용하실 수 있습니다. (CIP제어번호 : CIP2019033824)

치아 읽어주는 남자 2

지혜

머릿말

    2019년은 제가 치과의사로써 치과치료를 시작한 지 16년이 되는 해입니다. 치과 치료를 하면서 고민이 되는 순간들이 있습니다. 충치가 있는 치아를 마주할 때, 이 치아는 어떤 치료가 가장 적합할까? 라는 고민입니다. 레진으로 치료할 것인지, 인레이 치료를 할 것인지, 크라운으로 씌울 것인지라고 단순하게 생각할 수도 있습니다. 하지만 어떤 치료를 하느냐에 따라서 그 치아의 수명이 달라진다면 쉽게 결정을 할 수 있을까요?

    치아의 수명을 숫자로 나눠보겠습니다. 즉 0을 매우 건강한 치아, 10을 빠지기 일보직전인 상태로 생각해본다면, 치아 상태를 최대한 0에 가깝게 만드는 것이 중요합니다. 하지만 약간 썩은 치아를 인레이로 치료한다면 이 치아의 수명지수는 5에 가까워지는 것입니다. 인레이로 치료해도 될 치아를 신경치료하고 크라운 치료를 했다면 수명지수는 8에 가까워지는 것입니다.

    치아의 일생에서 치아는 여러 단계의 치료를 받게 됩니다.
    불소 코팅, 치아 홈메우기, 레진치료, 인레이, 온레이, 크라운, 신경치료 후 크라운, 기둥을 포함한 크라운, 발치.

    위의 단계에서 치아를 가장 잘 보존할 수 있는 예방치료는 불소 코팅과 치아 홈메우기입니다. 하지만 이렇게 관리를 하더라도 치아는 썩을 수 있습니다. 만약 치아가 썩었다면 빨리 치과에 가서 레진 치료를 받는 게 가장 좋습니다. 썩은 부분만 제거하고 치료가 가능하기 때문입니다. 치아를 가장 잘 보존할 수 있는 치료방법입니다.

하지만 레진치료에서 인레이로 넘어가야 할 순간! 이 때는 치아의 수명지수가 갑자기 커지는 때입니다. 치과의사로서 항상 고민이 되는 부분입니다.

이런 고민들과 함께 언제 어떤 치료를 하는 게 가장 최선인지, 어떤 경우에는 어떻게 하는 게 맞는지, 치아가 없을 땐 어떻게 하는 게 좋은지 등등 저에게 직접 오셔서 본인의 치아를 보여주셨던 많은 분들이 하셨던 질문에 대해 제가 말씀드렸던 부분을 책으로 정리했습니다.

이 책은 치과의사 선생님들을 대상으로 쓴 게 아닙니다. 책 내용 중 어떤 내용에 대해 지적하실 수도 있습니다. 제가 쓴 내용은 교과서적인 내용이라기보다는 지난 16년간 임상 치료를 하면서 받았던 질문들과 제가 고민했던 부분을 쉽게 풀어쓴 것입니다. 최대한 전문용어는 사용하지 않으려 노력했습니다. 그리고 소아는 대부분 소아치과로 진료의뢰를 했기 때문에 이에 대한 내용은 없습니다.

이 책 안에 모든 내용을 담을 수는 없었지만 이 책을 통해 저를 이미 찾아오셨던 분들과 앞으로 저를 찾아오실 분들께 미약하나마 치과적인 궁금증이 해결되는 계기가 되길 바랍니다.

1권은 세대별 궁금증에 대한 내용으로, 2권은 임플란트와 치아교정, 치아성형, 치아미백에 대한 내용으로 구성되어 있습니다.

임플란트

관리

시술 전

시술

치아교정

치 아 성 형

치 아 미 백

임플란트

임플란트는 치료도 중요하지만 관리가 훨씬 더 중요한 시대가 되었습니다. 가슴 속에 와닿지 않으실 수 있습니다. 하지만 치과계에서는 임플란트 관리가 임플란트 치료 중 하나의 축으로 자리잡고 있습니다. 왜일까요?

임플란트 시술이 대중화된 건 불과 15년 정도 밖에 되지 않았는데, 그 동안은 임플란트가 어떻게 하면 뼈와 잘 붙게 만들 것인지에 고민이 가장 컸습니다. 그래서 이에 대한 연구가 많이 진행되었습니다. 하지만 임플란트 주변에 자연치아와 다른 양상의 염증이 나타나기 시작하고, 이에 대한 처치가 중요한 이슈가 되었고, 이보다 선제적으로 임플란트 주위 염증이 나타나지 않도록 하는 예방적 처치가 뒤이어 큰 이슈가 되었습니다. 여기에 더해 예방적 처치로 끝나는 게 아니라 임플란트 주위 염증이 발현되기 어려운 즉, 잇몸 관리하기 좋은 환경을 만드는 것 역시 중요한 고민거리가 되고 있습니다.

임플란트는 치과의사라면 누구나 치료를 하는 일반적인 치과치료가 되었습니다. 하지만 임플란트는 시술 후 관리까지 잘할 수 있도록 멀리까지 내다보면서 치료가 진행되어야 합니다. 자연치아에 비해 임플란트는 염증에 훨씬 더 취약하기 때문입니다.

임플란트 파트 부분의 첫 시작은 임플란트 관리입니다. 그 이유는 그만큼 관리가 중요하기 때문입니다. 임플란트에 대한 궁금증이 모두 해소될 수는 없겠지만, 조금이나마 도움이 되면 좋겠습니다.

1. 임플란트 보철, 잇몸이 정상처럼 보이지만 실제 상태는 최악일 수 있습니다.

일반적으로 잇몸 염증에 의해 뼈가 녹는다면 이를 닦을 때 피가 납니다. 담배를 피우는 분의 경우라면 잇몸 각화가 일어나서 피가 잘 나지 않을 수 있지만, 대부분은 피가 납니다. 또한 뿌리 주변의 치주인대가 약해져서 씹을 때 약간의 통증이 나타나기도 합니다.

자연치아는 이런 일련의 과정이 오랜기간에 걸쳐 나타납니다. 치아 주변 잇몸 속에는 결합조직들이 위치하고 있어서 그물망처럼 외부의 침입자들로부터 1차 방어를 하고 있기 때문입니다.

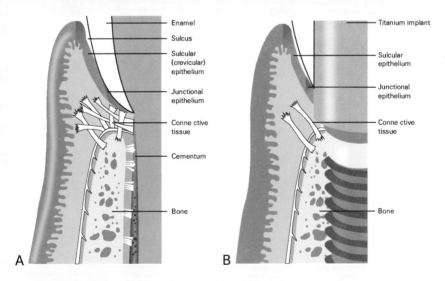

A는 자연치아, B는 임플란트 주변의 잇몸 단면입니다.

A보다는 B가 뭔가 더 허술해보이지 않나요? 그만큼 외부의 침입자가 한 번 침투하면 손쉽게 뼈까지 이동을 해서 임플란트 주변 뼈를 아주 빠르게 녹여버립니다. 녹기 시작할 때 그냥 놔둔다면 5년 내에 임플란트가 빠질 수 있습니다.

아래와 같은 상태로 치과에 내원하신 분이 계셨습니다.

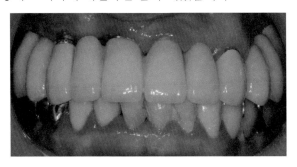

위 치아는 임플란트로 치료받은 것 같아 보였고, 아래 치아는 잇몸에 염증이 있어 보였습니다. 다음 파노라마 사진에서 자세히 봐야할 부분이 있습니다. 바로 빨간색 동그라미 부분입니다.

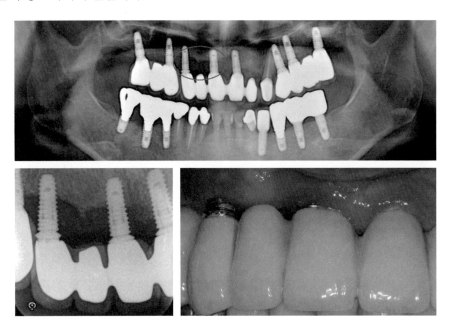

임플란트 픽스쳐를 감싸고 있어야 할 치조골의 2/3 가량이 소실된 상태입니다. 그럼에도 불구하고 구강을 보면 임플란트가 곧 빠질 것 같다는 생각은 들지 않습니다. 뼈가 사라져버린 공간만큼 잇몸이 주저앉지는 않고, 대신 이 공간에 염증이 가득 차 있으면서 잇몸은 탱탱하게 보이는 것 뿐입니다.

이렇게 치조골이 녹았음에도 불구하고 임플란트는 흔들리지 않을 수 있습니다. 더군다나 3개의 임플란트가 서로 연결되어 있기 때문에 더더욱 그렇습니다. 이땐 녹아버린 치조골 공간에 있는 염증을 모두 제거하고, 임플란트 픽스쳐 표면을 깨끗하게 해서 사용하면 되는데, 혹시 이 과정에서 픽스쳐가 흔들린다면 제거할 수 밖에 없습니다.

위의 사례는 임플란트 주변 치조골이 많이 녹아버린 상태인데, 이제 막 치조골이 녹은 경우는 아래처럼 보입니다.

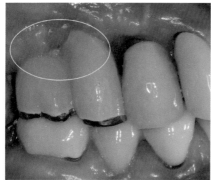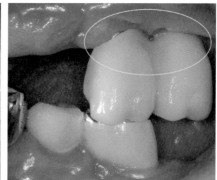

[좌측부터 A, B]

A와 B 모두 임플란트 보철치료가 된 상태입니다. A는 임플란트와 잇몸 경계의 색상이 약간 어두워졌지만 잇몸이 올라가지는 않았습니다. B는 금속 기둥이 약간 비춰보이지만 잇몸 색상은 괜찮아보입니다.

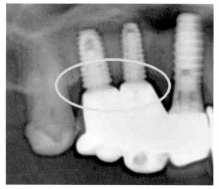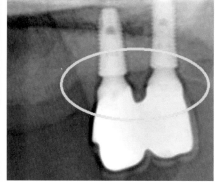

[좌측부터 A, B]

  엑스레이 사진을 보면 A는 임플란트 주변 치조골이 이미 녹기 시작했고, 현재 진행 중인 것을 알 수 있습니다. 반면에 B는 치조골 상태가 양호합니다.

  이렇게 겉으로 보이는 것과 내부 상황은 다를 수 있습니다. 육안으로 봤을 때 괜찮아 보여도 실제는 그렇지 않을 가능성이 매우 크기 때문에, 임플란트 시술을 받은 이후에는 주기적으로 엑스레이 촬영을 해서 치조골 소실 여부를 꼭 확인해야 합니다.

2. 임플란트 주변 잇몸에서
고름이 나오거나, 기분이 나쁘다면?

임플란트는 자연치아보다 잇몸 염증에 취약합니다. 임플란트를 잘 관리하기 위해서 기존에 치아를 관리하던 것보다 2배 이상의 공력을 들여야 합니다. 하지만 임플란트 관리를 정말 잘하는 분들이 그렇게 많이 있지 않습니다. 그래서 임플란트 픽스쳐 주변 치조골이 녹고, 어떤 분들은 임플란트 주변 잇몸에서 고름이 나오기도 합니다.

문제는 임플란트 주변에 염증이 생겨서 치조골이 녹더라도 본인이 모르고 있는 경우가 종종 있다는 점입니다. 이 때문에 너무 늦게 발견하는 경우도 있습니다.

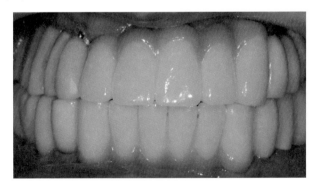

예전에 위, 아래 전체를 임플란트 치료를 받았었는데, 이사를 오면서 임플란트 검진 때문에 치과에 내원하신 분의 정면 치아 사진입니다.

겉으로만 봤을 땐 왼쪽 위 금속이 조금 노출된 것을 제외하고는 큰 문제점을 발견할 수 없었습니다. 환자분 본인도 큰 불편함이 없다고 하셨습니다. 하지만 파노라마 사진을 보니 겉모습과는 다르게 큰 문제가 하나 발견되었습니다.

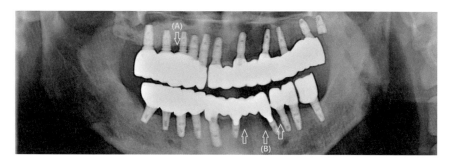

(A) 부위는 치조골이 수평적으로 흡수된 상태이고, (B) 부위는 치조골이 수직적으로 큰 웅덩이를 만들 듯이 흡수된 상태입니다. (A)보다는 (B) 상태가 훨씬 더 심각합니다. 현재 여러 임플란트 보철이 서로 연결되어 있기 때문에 임플란트 보철이 흔들리지 않았던 것이고, 조금만 더 시간이 지나면 임플란트 자체가 흔들리기 시작할 것입니다.

또 다른 경우도 있습니다.

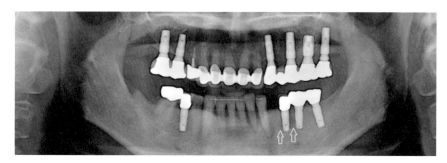

화살표 부위의 치조골 역시 수직적으로 흡수가 되어 있습니다. 주변 다른 임플란트 주변의 치조골이 좋은 상태인 것으로 보아 화살표 부위의 임플란트 왼쪽에 있었던 치아에 염증이 있었고, 이 염증으로 인해 치아는 발치되고, 옆에 위치한 임플란트까지 염증이 번진 것으로 추정을 할 수 있습니다.

이렇게 임플란트를 잘 사용하고 있다가, 임플란트 주변 치조골이 녹아버렸다면 어떻게 해야 할까요? 임플란트를 제거하고 다시 심어야 할까요?

아래의 경우는 임플란트 주변에 녹았던 뼈를 다시 재생시킨 사례입니다.

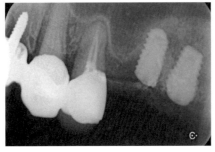
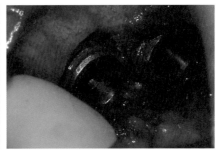

엑스레이에서 임플란트 주변이 좀 더 어둡게 보여 잇몸을 열고 직접 봤더니 오른쪽 사진처럼 임플란트 주변에 뼈가 사라져버렸습니다. 가장 먼저 해야 할 일은 오염이 되었을 임플란트 표면을 깨끗하게 하는 것입니다. 그리고 다시 치조골이식을 합니다.

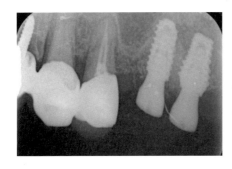

모든 치료를 마치고 난 뒤 엑스레이 사진입니다. 이전과 비교할 때 검은색 부분이 회색으로 바뀌었죠?

어떤 질병이든 초기에 발견해서 그에 대한 대처를 하는 게 가장 좋습니다. 임플란트 주위 염증도 마찬가지입니다. 초기에 발견하기 어려운 이유는 자각증상이 약하기 때문인데, 이를 해소할 수 있는 방법은 정기적으로 치과에 가서 엑스레이 사진을 촬영해보는 것입니다.

임플란트는 내 치아를 상실하고 나서 대체할 수 있는 가장 좋은 치료방법이지만, 내 치아보다 더 튼튼할 수는 없습니다. 내 치아를 상실할 정도의 구강 관리 노력을 임플란트 치료 후에도 지속한다면 임플란트의 앞날은 어두울 수 밖에 없습니다. 결국 임플란트 주위 염증이 발생되고, 심한 경우 임플란트를 빼야할 수 있습니다.

3. 임플란트 주변에 염증이 생겨 뼈가 녹았을 땐 어떻게?

임플란트 시술 후 관리가 제대로 이루어지지 않아 잇몸에 염증이 생기면 이 염증은 잇몸에 국한되지 않고 아래에 있는 뼈까지 아무런 저항을 받지 않고 침투를 합니다. 뼈는 이 염증으로 인해 조금씩 녹아내리고, 2~3년 정도 지나면 임플란트 픽스쳐 길이의 1/2~1/3 정도까지 녹아버립니다.

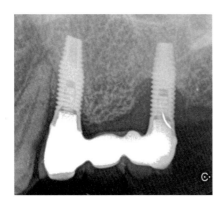

임플란트 식립 후 브릿지로 치료받은 곳의 잇몸이 자꾸 붓는다는 이유로 치과에 오셔서 엑스레이를 촬영했더니 픽스쳐의 절반 정도까지 뼈가 녹아있었습니다. 이대로 2년 정도 더 지나면 임플란트가 흔들릴 수 있을 정도입니다. 그리고 신기한 건 왼쪽 임플란트 주변 치조골 상태는 좋다는 것입니다.

왜 오른쪽 임플란트 주변 치조골만 녹아버렸을까요?

(1) 과거에 이를 뽑았을 때 염증이 심했을 가능성이 있습니다.

염증이 있어서 치조골이 소실된 상태에서 이를 뽑고 뼈이식을 하면서 임플란트 시술을 했을 가능성입니다. 인위적으로 만들어진 뼈는 염증에 대한 저항성이 떨어집니다.

(2) 보철을 부착할 때 접착제가 내부에 남아있었을 가능성이 있습니다.

접착제가 흘러나와 굳어있는 상태에서 깨끗하게 제거가 되지 않으면 접착제의 거친 표면에 치태와 세균이 잘 들어붙어 이게 염증요인이 됩니다.

(3) 보철모양 때문에 오른쪽 임플란트 주변의 자정작용이 일어나지 않았을 가능성이 있습니다.

임플란트 보철은 무조건 청소기구가 잘 도달할 수 있도록 만들어져야 합니다. 하지만 잇몸에 딱 달라붙게 만들었다거나 언더컷이 심해서 음식물의 저류가 일어났다면 이게 염증 유발 요인이 됩니다.

(4) 좌우로 이를 갈면서 식사를 할 때 오른쪽 보철 부위에 걸리는 부분이 있었을 가능성이 있습니다.

큰 어금니는 식사를 하면서 좌우로 갈 때 위, 아래 치아가 서로 닿지 않아야 하는데, 닿게 된다면 측방으로 과도한 힘이 전달되어 자연치아의 경우 치조골이 녹기도 합니다. 하지만 이 경우엔 왼쪽 임플란트와 브릿지로 연결되어 있어, 이럴 가능성은 약간 떨어지지만, 보철을 다시 제작할 때 꼭 고려해야 할 요소입니다.

실제 구강 내에서 잇몸을 젖혀서 임플란트 픽스쳐 주변을 보니 아래처럼 나사가 보였습니다.

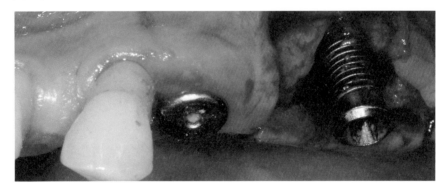

엑스레이에서 보는 것보다 너무 적나라하죠? 금방이라도 나사가 풀릴 것 같지만

단단하게 고정되어 있습니다. 픽스쳐 아래 부분에서 뼈와 단단히 붙어있기 때문입니다.

치조골 내의 염증조직을 제거하고, 임플란트 나사 주변을 여러 기구를 이용해서 깨끗하게 합니다. 이 과정이 생각보다 쉽지는 않습니다.

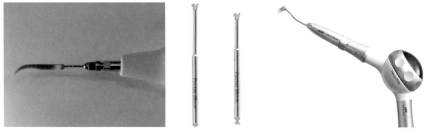

[좌측 부터 임플란트 전용 스케일러 / 임플란트 표면청소 전용 타이타늄 브러쉬 /
바이오필름 제거용 페리오메이트]

위와 같은 기구를 이용해서 임플란트 픽스쳐와 주변을 깨끗하게 해주어야 뼈이식을 하더라도 추가적인 염증이 생기지 않고 내 뼈가 될 수 있습니다.

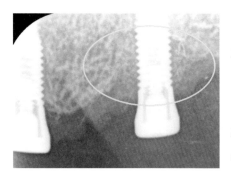

BMP를 적용하면서 뼈이식을 한 뒤의 모습입니다. 이전의 모습과 비교되죠?

보철은 약 3개월이 지난 뒤 잇몸과 치조골이 안정화되면 진행하는 게 좋지만, 앞니의 경우는 바로 하기도 합니다.

4. 임플란트 하고 나서부터
볼살이 씹혀요!

혹시 입 안의 neutral zone 이라는 단어 들어보셨나요? 말 그래도 중립지역입니다. 어떤 것들의 중립지역일까요?

neutral zone의 영어 해설입니다.
　The potential space between the lips and cheeks on one side and tongue on the other; where the forces between the tongue and cheeks or lips are equal.

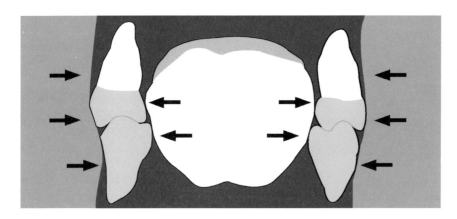

언뜻 보면 말이 어려울 수 있지만, 쉽게 말하면 입 안 속에 맹출해 있는 치아의 위치가 한쪽으로는 볼과 입술의 힘이, 다른 한쪽으로는 혀의 힘이 균형을 이루는 곳이라는 것입니다.

하지만 혀와 볼의 힘의 균형을 담당하던 치아가 빠져버리면 어떤 일이 벌어질까요? 볼과 혀가 각자의 힘으로 계속해서 밀겠죠? 그럼 빠진 치아 부위로 볼이 자라

들어가거나, 혀가 커집니다. 동시에 나타나기도 합니다.

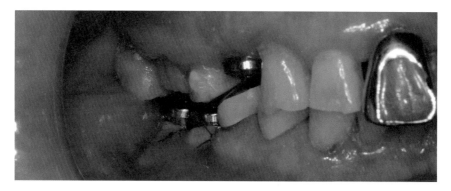

위의 사진은 아래쪽 임플란트 2차 수술 직후의 모습입니다. 이 사진에서 볼 부분은 바로 볼살입니다. 볼살이 유독 임플란트 방향으로 뽈록하게 자라있습니다. 이 경우 임플란트 보철을 한 뒤 거의 100% 볼살을 씹게 됩니다. 하지만 반대로 혀를 씹는 경우도 있습니다. 볼살이 아니라 혀가 커진 경우겠죠?

임플란트 치료를 다 받은 뒤 볼살이나 혀를 씹어서 이전보다 도리어 밥 먹기 힘들다고 불만을 말하는 분들이 계십니다. 너무너무 불편해서 치과에 가서 접수를 한 뒤 치과의사를 만나서 이런저런 불평을 하면 치과의사는 한 마디 합니다.

"원래 그런 거에요. 시간 지나면 괜찮아져요."

틀린 이야기는 아닙니다. 정말로 시간이 지나면 괜찮아집니다. 연조직이 자라서 들어왔듯이 임플란트 보철이 제 위치에 들어가면 연조직은 천천히 위축되기 때문입니다. 그럼 임플란트 후 볼살이나 혀를 씹지 않을 수 있는 가장 좋은 방법이 있을까요?

연조직이 neutral zone으로 성장하는 시간을 줄이는 것입니다. 시간을 줄이는 가장 좋은 방법은 치아를 발치한 뒤 최대한 빨리 임플란트를 식립하고, 보철을 하는 것입니다.

5. 임플란트는 내 치아보다 염증이 훨씬 더 잘 생길 수 있어요.

　우리 몸은 자체 방어 기전을 가지고 있는데, 치아 역시 마찬가지입니다. 이를 잘 닦지 않으면 잇몸에 약한 염증이 나타납니다. 하지만 칫솔질을 대충하더라도 염증이 심해지려면 상당한 시간이 소요됩니다. 왜냐하면 치아를 둘러싸고 있는 잇몸 내부에는 질긴 섬유가 그물처럼 엮여져있으면서 염증에 방어를 하고 있기 때문입니다.

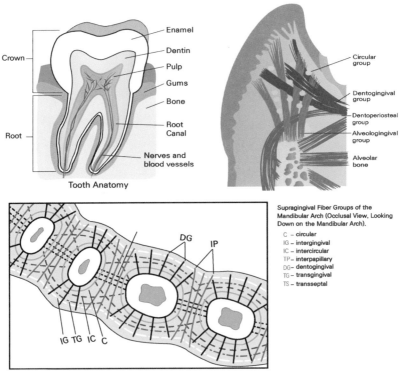

[좌측부터 시계방향으로 사진 1, 2, 3]

사진1은 치아 단면의 모습입니다. 이 중에서 Gums라는 부분을 좀 더 확대해서 보면 사진2와 같습니다.

잇몸 속에는 여러 fiber가 그물처럼 서로 얽혀져있습니다. 촘촘히 구성된 fiber 에 의해 잇몸은 외부 세균의 침투를 방어합니다. 씹는 면에서 치아들을 바라봤을 때, fiber들은 아래처럼 주행을 하면서 방어체계를 갖추고 있습니다(사진3).

임플란트에 자연치아가 가지고 있는 방어체계가 동일하게 있을까요? 정답은 '없 다!'입니다. 임플란트 주변의 잇몸은 방어체계를 가지고 있긴 하지만 외부 세균의 침입에 대해 방어능력이 취약합니다.

오른쪽 임플란트 쪽 잇몸의 fiber가 보이시나요? 임플란트 방향, 잇몸의 방향과 유사하게 한 방향으로만 생성이 되어 있습니다. 치아와 잇몸 사이, 임플란트 보철 과 잇몸 사이에 둥글고 긴 기구를 넣었을 때 아래와 같은 현상이 나타납니다.

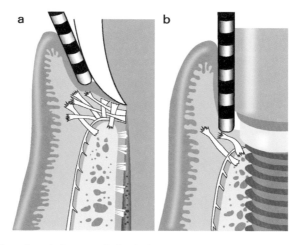

긴 기구를 외부세균이라고 본다면 자연치아의 잇몸은 그물같은 fiber들에 의해 방어가 되지만, 임플란트 주변 잇몸의 방어체계는 형편없습니다. 결국 똑같은 양의 세균 침입을 받았을 때, 자연치아와 임플란트의 잇몸 염증 결과는 다를 수 있다는 이야기입니다.

실제 전자현미경으로 살펴보면 그 차이가 극명하게 나타납니다.

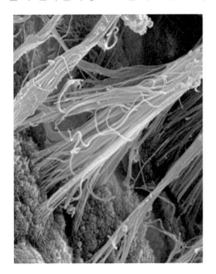 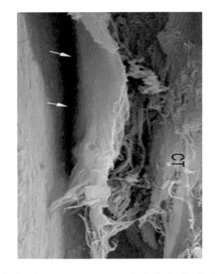

세균 입장에서 왼쪽보다는 뻥 뚫려있는 길이 있는 오른쪽으로 침입하기가 더 용이하겠죠?

임플란트 치료를 받아서 식사를 잘할 수 있게 되었더라도, 이전에 비해 구강관리를 훨씬 더 열심히 해야 임플란트를 건강하고 오래 사용할 수 있습니다.

6. 임플란트를 오래 사용할 수 있는 방법! (1)

목돈들여 치료받은 임플란트를 오랫동안 잘 사용하기 위해서는 두 가지 조건을 모두 충족시켜야 합니다. 두 가지 중 하나는 치과의사에 의해서 정해집니다. 임플란트 시술을 받은 분이 혼자서는 바꿀 수 없고, 치과에서만 가능한 부분 즉 임플란트 픽스쳐와 보철의 관리가 잘 되도록 환경을 만들어 주는 것입니다. 나머지 하나는 임플란트 시술받은 분에 의해서 정해집니다. 임플란트를 할 정도라면 치아가 어떤 이유에서든지 빠졌다는 것이고, 이전의 습관대로 구강을 관리하면 임플란트의 수명은 담보될 수 없습니다.

우선 치과의사에 의해서 결정되는 부분에 대해 말씀드리겠습니다.

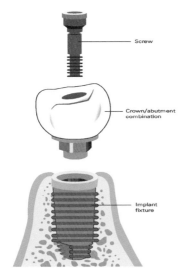

임플란트의 구조는 세 가지로 나뉩니다. 뿌리 역할을 하는 픽스쳐와 치아 머리 부분의 보철, 그리고 픽스쳐와 보철을 연결해주는 기둥입니다.

임플란트 픽스쳐가 치조골에 잘 둘러싸여 있어야 보철을 할 수 있기 때문에, 임플란트 픽스쳐 시술은 굉장히 중요합니다. 기초가 탄탄해야 하기 때문입니다. 너무 당연한 말이기 때문에 이 부분보다는 보철 쪽으로 넘어가겠습니다.

보철파트는 기둥과 보철로 나뉩니다. 기둥과 보철은 접착제로 붙여지는데, 이 접착제가 잇몸에 남아서 문제를 일으키는 경우가 굉장히 많습니다.

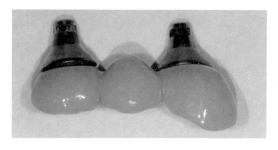

옆의 사진은 기둥과 보철을 접착제로 붙이기 전 사진인데, 실제 입 안에서 경계부위에 염증이 생기는 경우가 많습니다.

최대한 접착제가 기둥 안쪽에만 위치해야 하고, 바깥으로 흘러나온 잔여물이 깨끗하게 제거되어야 합니다. 이런 부분은 환자들이 할 수 없고, 오로지 치과의사나 치과위생사만이 할 수 있기 때문에 시술 시 꼼꼼함이 필요합니다. 이를 개선한 보철 시스템이 여럿 있는데, 그 중 저는 헤리 시스템을 사용하고 있습니다.

또한 임플란트 보철을 서로 연결할 때 잇몸과 사이를 띄워줘야 합니다.

잇몸과 보철 사이에 공간이 있어서 음식물이 약간 들어갈 수 있지만, 반대로 청소가 잘 될 수 있는 환경이기도 합니다. 그래서 어금니 임플란트 보철의 경우 무조건 공간을 만들어줘야 합니다. 공간이 없는 경우 100% 잇몸 염증이 생기고, 이 잇몸염증으로 인해 임플란트 주변 치조골이 녹기 시작해서 결국 임플란트를 빼야 하는 일이 발생하기도 합니다.

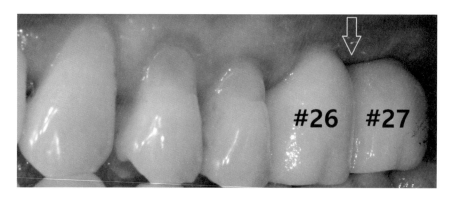

#26, #27은 헤리보철 시스템으로 임플란트 보철을 마무리한 치아입니다. 임플란트 보철은 서로 연결되는 게 구조적으로 안정성이 높아지기 때문에 자연치아와 다르게 서로를 묶어주는데, 노란 화살표 부분을 자세히 보면 청소하기 쉽도록 공간을 만들어줍니다.

이처럼 치과에서 관리가 잘될 수 있는 임플란트 환경이 만들어졌다면 이제는 시술받은 사람이 관리해야 할 단계로 넘어갑니다.

7. 임플란트를 오래 사용할 수 있는 방법! (2)

치과의사에 의해 결정되는 부분을 제외하고 임플란트 시술받은 분들이 유념해야 할 부분이 하나 있습니다!

"임플란트 시술을 받은 이유는 치아가 빠졌기 때문이다."
"치아가 깨져서 발치를 한 경우를 제외하고 치아가 빠진 대부분의 이유는 치조골이 녹았기 때문이다."
"치조골이 녹은 이유는 잇몸 염증이 심해져서 또는 충치가 심해서 뿌리까지 썩었기 때문이다."
"잇몸 염증이나 충치가 생긴 이유는 치아관리를 잘못했기 때문이다."

임플란트 시술 후에도 시술 전처럼 치아관리를 잘못한다면 어떤 일이 벌어질까요?

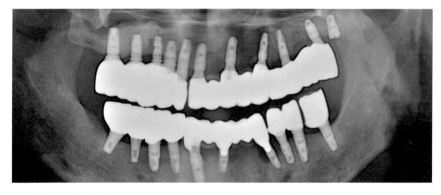

빨간 화살표처럼 치조골이 녹아내리고, 결국 임플란트를 제거해야 합니다. 위의 경우는 보철과 보철 사이에 공간이 거의 없는 것으로 보여 스스로 관리하기도 어려운 상황이었는데, 환자분 스스로도 관리를 잘하지 않아 치조골 소실이 더 빨리 광범위하게 나타난 경우였습니다.

임플란트 시술을 받았다면 이전의 구강관리 습관은 버려야 합니다. 집에서 실천할 수 있는 임플란트 관리 방법은 다음과 같습니다.

첫 번째, 입 안 전체를 청소하는 잇솔질의 시간을 늘리는 것입니다! 잇솔질은 구강관리의 가장 기본입니다. 하지만 칫솔과 함께 사용하는 치약 때문에 도리어 잇솔질이 방해된다는 사실 알고 계셨나요? 치약은 여러 물질로 구성되어 있는데, 그 중 입안을 개운하게 만들어주는 방향제와 거품을 만들면서 기름기를 제거해주는 계면활성제가 잇솔질 시간을 짧게 만드는 주범입니다.

최근에는 계면활성제가 들어가 있지 않는 치약도 시판되고 있지만, 개운한 느낌을 주게 만드는 방향제는 거의 모든 치약에 들어가 있습니다. 칫솔질을 오래하지 않더라도 입 안이 개운하니 칫솔질 시간이 짧아질 수 밖에 없고, 입 안이 깨끗해졌다는 느낌을 들게 합니다.

잇솔질은 3분 이상이지만 저는 5분 정도 하는 것을 권해드립니다. 잇솔질 때문에 치아가 닳아지는 일은 거의 일어나지 않기 때문에 걱정하지 않아도 됩니다.

두 번째, 이젠 임플란트를 집중적으로 관리합니다.

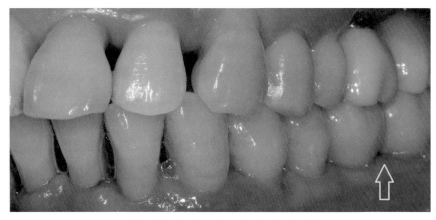

[임플란트와 임플란트 사이 청소하기]

임플란트 보철 사이에는 일부러 조그만 공간을 만들어놓습니다. 그래야 청소가 가능하기 때문입니다. 이 공간에 음식물이 들어가지 않도록 해달라고 하시는 분이 간혹 계시는데, 음식물이 안 끼도록 꽉 채워넣으면 염증이 생겨 잇몸이 퇴축되면서 결국 공간이 생깁니다. 하지만 이땐 임플란트 주변 치조골이 일부 소실된 상태입니다.

임플란트와 임플란트 사이 공간을 어떻게 관리할까요?

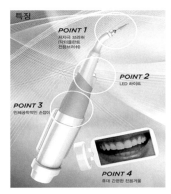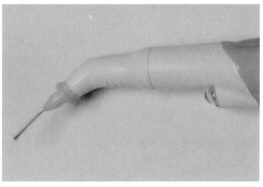

[좌측부터 사진 1, 2]

바로 치간칫솔을 이용하는 것입니다. 하지만 일반적인 치간칫솔을 사용하는 것보다 전동치간칫솔을 이용하는 게 훨씬 좋습니다. 현재 '닥터플란트'라는 제품이 전동치간칫솔로 시판되어 있고, 제가 사용해봤을 때에도 좋았습니다(사진 1). 실제 이 제품의 치간칫솔을 보면 사진 2와 같습니다.

치간칫솔이 임플란트 보철 사이를 청소해주면서 동시에 잇몸과 보철 사이 경계 부위도 청소를 해주기 때문에 염증이 생길 수 있는 인자들을 모두 제거할 수 있습니다.

칫솔질을 할 때 위 아래로 하라는 설명을 많이 들으셨을 겁니다. 하지만 임플란트는 잇몸 내에 자체 방어기전이 거의 없기 때문에 임플란트 보철과 잇몸를 칫솔로 씻어주는 게 좋습니다. 그래서 임플란트 보철은 앞 뒤로 칫솔질을 하는 게 좋습니다. 최근엔 임플란트 보철 전용 칫솔도 시판되어 판매되고 있습니다.

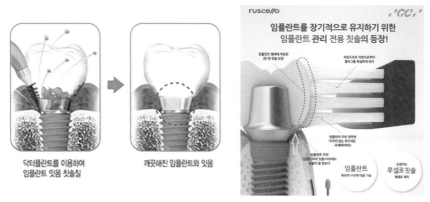

[(좌)닥터플란트 / (우)임플란트 관리 전용 칫솔]

위 오른쪽 사진에서 노란화살표가 가리키는 곳이 임플란트 보철과 잇몸 사이인데, 이 부위를 손쉽고 잇몸에 자극을 주지 않으면서 칫솔질을 할 수 있도록 제작된 것입니다. 이 칫솔의 사용방법은 당연히 앞 뒤로 닦는 것입니다.

8. 임플란트를 오래 사용할 수 있는 방법! (3) 치약 플러스 이것!

 칫솔질을 할 때 쉽게 구할 수 있는 치약을 이용합니다. 임플란트 치료를 받았다고 해서 크게 달라질 이유는 없습니다. 하지만 임플란트 주변 잇몸 구조로 인해 임플란트 보철과 잇몸 경계부에 이물질이 들어가면 자연치아와 다르게 방어기전이 약하기 때문에 쉽게 염증을 일으킵니다.

 그래서 임플란트 보철은 앞 뒤로 칫솔질을 하는 것을 권장한다고 앞 장에서 설명드렸습니다. 하지만 매일 항상 꼼꼼히 닦는 게 가능할까요? 가능할 수도 있지만 출장을 갔거나, 바쁜 일이 있거나, 아이가 울고 있거나 등등 많은 이유로 칫솔질에 충분한 시간을 할애하지 못할 수 있습니다. 그러면 임플란트 보철 주변 잇몸에서는 여지없이 약한 염증이 시작됩니다.

 이 땐 약의 도움을 받는 게 좋습니다. 약이라고 생각하면 먹거나, 바르는 것이 떠오릅니다. 하지만 발상을 전환해서 이 약으로 칫솔질을 하는 것입니다.

 임플란트를 관리하는 데 도움을 주는 약은 크게 두 가지가 있습니다. 하나는 클로르헥시딘이고, 다른 하나는 미노사이클린입니다.

 (1) 클로르헥시딘
 구강 내 염증을 약간 줄여줍니다. 하지만 대부분의 제품이 용액으로 되어 있어서 실제 사용하기가 쉽지 않습니다. 그래서 가글을 하지만 임플란트 주변 잇몸에 침투시키기 용이하지 않아 젤 타입으로 만들어진 수성용제 클로르헥시딘을 사용하는 게 좋습니다.

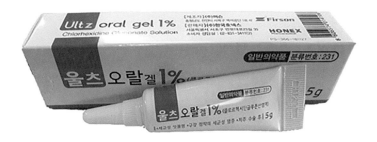

젤 타입이기 때문에 치약 대신 임플란트 전용칫솔에 짜서 칫솔질을 앞 뒤로 하는 것입니다. 그러면 이 약제가 잇몸 속으로 파고 들어가 효과를 극대화시킬 수 있습니다.

클로르헥시딘을 장기간 사용할 경우 구강내 정상 세균총이 무너질 수 있기 때문에, 울츠오랄겔은 일주일에 2~3회 정도 사용하는 게 좋습니다.

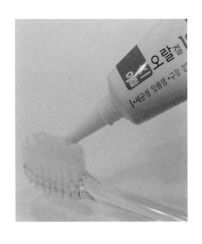

사용 방법은 아래와 같습니다.
1. 칫솔질을 먼저 한다.
2. 임플란트 전용 칫솔에 울츠오랄겔을 짜서 임플란트 주변만 앞 뒤로 20초 정도 닦는다.
3. 임플란트 전용 전동치간칫솔에도 짜서 임플란트 보철 사이에 집어넣고 한 공간 당 5초 정도 적용시킨다.
4. 1분 정도 그대로 나둔다.
5. 물로 입을 헹군다.

(2) 미노사이클린
미노사이클린은 현재 염증 반응이 나타난 곳에 적용합니다. 미노사이클린은 약으로 섭취했을 때 혈액을 타고 돌아다니다가 잇몸 안쪽에 4배 정도 농축되어 효과를 나타내기 때문에 잇몸질환에 많이 사용되는데, 이 약을 잇몸에 직접 적용시키는 것입니다.

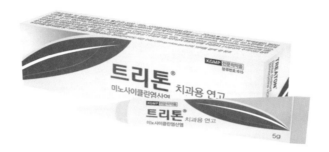

이 약 역시 위의 울츠오랄겔과 마찬가지로 젤 타입으로 최근 시판이 되었습니다. 이 약도 임플란트 전용 칫솔에 짜고 임플란트 주변만 앞 뒤로 칫솔질을 합니다.

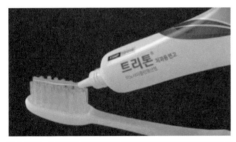

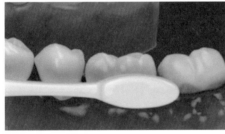

사용 방법은 아래와 같습니다.

1. 칫솔질을 먼저 한다.
2. 임플란트 전용 칫솔에 트리톤 연고를 짜서 임플란트 주변만 앞 뒤로 20초 정도 닦는다.
3. 임플란트 전용 전동치간칫솔에도 짜서 임플란트 보철 사이에 집어넣고 한 공간 당 5초 정도 적용시킨다.
4. 1분 정도 그대로 나둔다.
5. 물로 입을 헹군다.

트리톤 연고의 경우 임플란트 주변에 염증이 있을 때 적용하는 게 좋습니다. 염증이 있는지 없는지에 대한 판단은 치과에서 받는 게 좋습니다.

울츠오랄겔은 일반의약품으로 약국에서 언제든지 구입할 수 있지만, 트리톤 연고는 전문의약품이기 때문에 구입하기 위해서는 처방전이 필요합니다. 그래서 꼭 치과에서 진단을 받고 트리톤연고를 적용해야 합니다.

울츠오랄겔, 트리톤연고 모두 먹을 필요는 없습니다. 임플란트 보철과 잇몸 경계부에 이 약을 넣기만 하면 되기 때문입니다. 그리고 꼭 임플란트 보철 둘레 전체에 적용해야 하기 때문에 칫솔과 동시에 치간칫솔을 이용해야 합니다.

9. 임플란트는 보통의 방법으로
스케일링하면 안돼요.

　임플란트를 스케일링 한다? 스케일링은 대개 치아에 붙어있는 치태와 치석을 제거하는 의료시술입니다. 아래와 같은 금속에 진동을 가해 치아에 붙어 있는 치석을 떼어내는 것입니다.

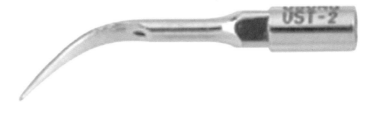

[스케일러 팁]

　하지만 이런 기구로 임플란트를 스케일링한다면 티타늄으로 만들어진 임플란트 픽스쳐 표면에 스크래치가 생기게 됩니다. 그래서 임플란트 부위를 스케일링할 땐 기존의 방식으로 하면 안됩니다.

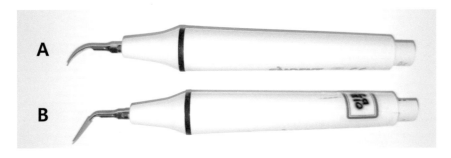

　똑같은 스케일러인데, 금속 부위의 모습이 다릅니다. A는 일반적인 스케일러이

고, B는 스케일러 팁에 플라스틱 같은 것이 끼워져 있습니다. 임플란트 스케일링을 할 땐 B를 이용해야 합니다.

스케일러팁을 자세히 들어다보면 아래와 같습니다.

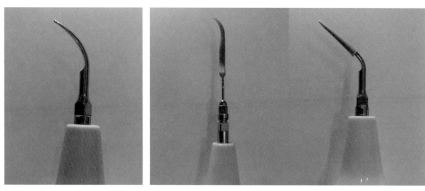

[(좌)일반적인 스케일러 / (우)임플란트 전용 스케일러]

임플란트는 원형모양이기 때문에 임플란트 주변을 구석구석 스케일링하기 위해 전용 스케일러 팁의 각도가 다양합니다.

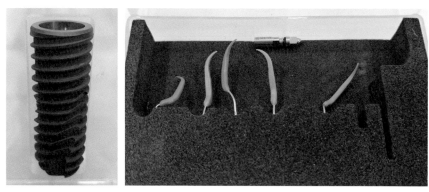

[(좌)원형의 임플란트 /

(우)다양한 각도의 임플란트 전용 스케일러 팁]

하지만 임플란트를 스케일링한다는 것은 임플란트에 치태와 치석이 생겼다는 말이기 때문에, 좋은 것만은 아닙니다. 자연치아는 자체 방어기전을 가지고 있지만,

임플란트는 자체 방어기전이 거의 없기 때문에, 염증에 굉장히 취약합니다. 치석은 세균이 번식할 수 있는 최적의 장소이기 때문에 치석이 생기기 전 미리미리 관리를 하는 게 가장 좋습니다.

하지만 치석이 아직 생기지 않았지만 임플란트 구조물에 붙어있는 치태, 바이오 필름 등은 어떻게 제거할 수 있을까요?

위와 같은 기구보다는 치과용 전동치간칫솔로 스케일링 하는 것이 좋습니다(사진1).

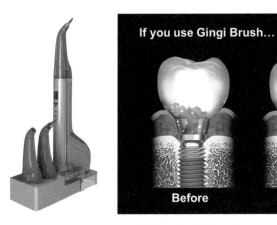

[좌측부터 사진1, 2]

생리식염수 대신 클로르헥시딘 용액을 넣어서 임플란트 보철 주변 잇몸 속으로 치간칫솔을 넣고 360도 전체를 하나씩 하나씩 씻어주는 것입니다. 사진2는 제조회사에서 만든 홍보컷인데, 임플란트 주위 잇몸 염증을 효과적으로 제거할 수 있는 장비입니다. 이처럼 보철까지 마무리된 임플란트는 자연치아와 스케일링 하는 방법이 다릅니다.

10. 임플란트 속나사가
부러질 수 있어요.

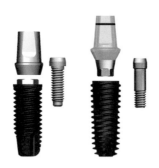

치조골 속에 들어가는 임플란트의 모습은 나사입니다. 임플란트 픽스쳐 큰 나사 안쪽에는 작은 나사구멍이 있어서 최종보철을 속나사를 이용해서 임플란트 픽스쳐에 고정을 합니다.

아래 앞니나 뼈가 얇아서 어쩔 수 없이 일체형 임플란트를 사용하는 경우를 제외하고 대부분의 임플란트는 뼈 속에 위치하는 나사부와 구강 내의 크라운으로 구성되어 있고, 이 두 개의 구성을 조그마한 나사가 이어줍니다.

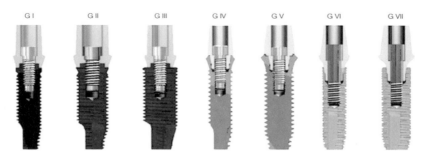

임플란트 방식이 어떤 것이든지 상관없이 중간에 연결해주는 작은 나사는 필수입니다!

하지만 씹는 힘의 방향이 잘못되어 한 곳에 힘이 집중되었거나, 작은 나사를 조이고 푸는 과정이 반복되면서 피로도가 쌓이게 되면 작은 나사는 부러져버릴 수 있습니다.

파노라마 상에서 왼쪽 아래 보철이 흔들린다는 이유로 치과에 오셨습니다.

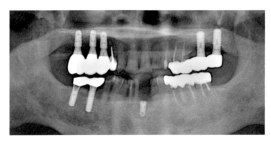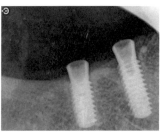

[좌측부터 사진1, 2]

보철을 제거하고 봤더니 이상합니다. 왼쪽 임플란트 안쪽이 오른쪽 임플란트 안쪽과 달랐습니다. 속나사가 부러져서 남아있는 것입니다. 임플란트 안쪽에 조그만 나사 조각을 꺼내는 것은 쉬울 수도, 어려울 수도 있습니다. 쉬운 경우는 부러진 나사가 약간이나마 움직일 때입니다. 어려운 경우는 작은 나사가 꽉 조여진 뒤 부러졌을 때입니다.

이런 저런 방법을 동원해서 결국 속나사를 제거했습니다.

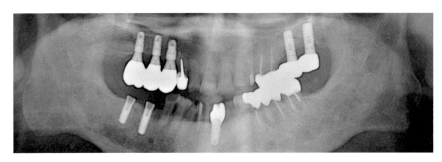

기존 임플란트 보철 상태가 좋았다면 속나사를 새것으로 바꿔 연결했겠지만, 상태가 좋지 않아 보철을 다시 제작하기로 했었던 케이스입니다.

1. 이는 최대한
사용할 수 있을 때까지
사용하는 거야?

내 이만큼 좋은 건 없다! 맞습니다. 내 치아만큼 좋은 것은 없습니다. 그래서 예전부터 내 치아를 최대한 살리기 위해서 치과치료를 받는 것입니다.

충치가 생기면 레진으로 치료를 받고, 충치의 범위가 크면 인레이, 크라운 치료를 받습니다. 신경에 염증이 생기면 신경치료를 한 뒤 크라운 치료를 하고, 치아 머리 부분의 소실이 많으면 뿌리의 신경관에 기둥을 박고 크라운 치료를 합니다. 간혹 뿌리 끝에 염증이 잔존하면 신경치료를 다시 하거나, 치근단 수술을 받기도 합니다.

잇몸 염증이 생기면 스케일링을 받고, 염증이 남아있다면 큐렛(치주소파술) 치료를 받습니다. 이후에도 염증이 심하고 치조골까지 소실되었다면 치은박리소파술이라는 잇몸수술을 받습니다. 간혹 뿌리 끝에 염증이 생겨 뿌리 끝 염증과 잇몸 염증이 결합되는 염증도 나타납니다.

내 치아를 살리기 위한 여러 가지의 치과치료방법이 존재합니다. 그리고 자연치아를 살리기 위해 많은 노력을 기울입니다. 어떤 치료방법도 내 치아만큼의 역할을 대신할 수는 없기 때문입니다.

하지만 위의 치료방법은 전제조건이 있습니다. 바로 치아의 버팀목인 뼈의 손실이 크지 않은 경우에 효과적이라는 점입니다.

치아 주변 뼈가 건강해야 위의 모든 치료를 통해 내 치아를 살리면서 오래도록 사용할 수 있습니다.

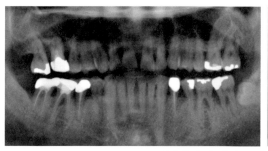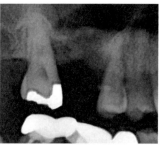

[좌측부터 사진 1, 2]

왼쪽 위 왼쪽에서 두 번째 치아(#16) 주변의 뼈 상태가 좋지 않습니다. 이 치아를 살리기 위해 신경치료와 잇몸치료를 한 뒤 버티고 버티다 발치를 했습니다. 발치를 한 뒤 어떻게 되었을까요?

치아를 뽑은 뒤 3달이 지났음에도 불구하고 주변에 비해 뼈 부위의 엑스레이 색상이 검은 색에 가깝습니다. 염증으로 인해 치아 뿌리 주변 치조골이 파괴가 심하면 치아가 빠지더라도 치조골 생성이 잘 이루어지지 않게 됩니다.

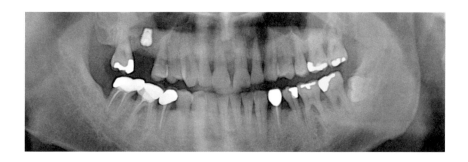

치조골 이식과 동시에 상악동 거상술을 동반한 임플란트 시술을 하였습니다. 임플란트 픽스쳐 입장에서는 픽스쳐의 위, 아래 모두 뼈가 부족했기 때문에 광범위한 치조골 이식이 된 것입니다. 이후 뼈이식재가 내 뼈로 치환되는 과정을 겪은 뒤 파노라마 엑스레이 사진을 보면 픽스쳐 주변이 하얗고 예쁘게 치조골이 잘 생성된 것을 볼 수 있습니다.

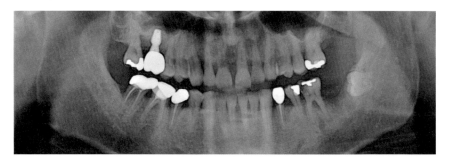

치아 뽑는 시기가 너무 늦었기 때문에 치료가 복잡해짐에 따라 치료기간과 비용이 증가한 또 다른 사례가 있습니다.

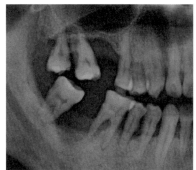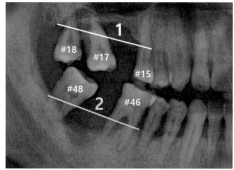

[좌측부터 사진3, 4]

사진3을 보면 치조골이 전반적으로 소실되어 있습니다. 군데군데 치조골이 골짜기처럼 푹 패인 곳도 있습니다. 그런데 치아가 빠진 곳의 뼈의 상태가 보이시나요?

1번 라인(사진4)

하얀색의 라인은 원래 있었던 치조골 높이입니다. 하지만 #16 치아가 빠지면서 방치한 결과 #18,17 치아가 앞으로 쓰러져있습니다. 그러면서 동시에 치아가 빠진 자리에 치조골이 생성되지 않으면서 치조골의 높이가 낮아졌습니다. 이런 상태에서 임플란트를 하기 위해서는 많은 양의 치조골이식이 필요하게 됩니다.

2번 라인(사진4)

노란색의 라인 역시 원래 존재했던 치조골 높이입니다. 하지만 치주 상태가 좋지 않은 #47이 빠진 뒤 치조골의 생성이 나타나지 않았습니다. 더군다나 #47을 너무 늦게 뽑으면서 #46의 한쪽 뿌리 주변의 치조골까지 녹게 만들어서 결과적으로 #46 역시 뽑아야 할 지경까지 이르렀습니다.

치아로서의 역할을 제일 잘할 수 있는 건 바로 내 치아입니다. 하지만 요단강을 건너버린 상태의 치아까지 계속해서 붙잡고 있다는 건 치아 뿌리 주변에 있는 치조골 입장에서는 괴로운 일입니다.

2. '이는 사용할 수 있을 때까지 사용해야 한다!'라는 말은 왜 생겼을까?

　임플란트가 보편화된 치과치료가 되기 전에 치아가 빠지면 치료하는 방법으로는 크게 두 가지가 있었습니다. 크라운 & 브리지를 하거나 완전틀니, 부분틀니를 하는 것이었습니다.

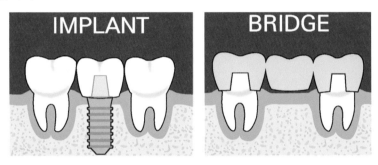

　최근에는 치아가 빠지면 그 자리에 임플란트 치료를 받습니다. 임플란트 치료에 있어서 중요한 부분은 임플란트 픽스쳐가 위치할 치조골의 건강함입니다.

　치조골이 좋지 않거나 인접 치아가 이미 충치에 이환되어 있는 경우 등의 경우 현재에도 브릿지 치료를 합니다. 브릿지 치료에 있어서 치조골의 건강함 여부는 크게 중요하지 않습니다. 빠진 치아의 인접 치아가 흔들리지만 않으면 됩니다.

　브릿지를 할 때 치아가 하나 빠질 때도 있지만, 2개 또는 3개가 빠진 경우에도 길게 브릿지를 합니다. 많은 수의 치아가 빠진다면 부분틀니를 합니다.

　여러 개의 어금니가 빠지거나, 앞니가 빠진 경우 남아있는 치아에 갈고리 걸쇠를

걸어서 유지를 받으면서 부분틀니로 식사를 합니다. 이 때 역시 빠진 부분의 치조골의 건강함보다는 갈고리 걸쇠가 걸리는 치아 상태가 더 중요합니다.

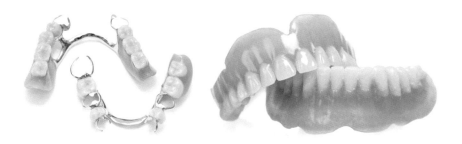

[부분틀니와 완전틀니]

이런 상태로 지내다가 갈고리 걸쇠가 걸린 치아가 흔들리거나 깨지면 부분틀니를 수리하거나 다시 제작해서 사용하다가 모든 치아가 빠지면 완전틀니를 하게 됩니다.

브릿지와 부분틀니, 완전틀니에서 중요한 부분은 빠진 치아가 위치해있던 치조골의 건강함이 아닙니다. 주변 치아를 이용한 치료이기 때문에 주변 치아가 훨씬 더 중요합니다. 그래서 치아의 상태가 좋지 않더라도 바로 뽑지 않고 사용할 수 있을 때까지 사용해야 한다는 말이 맞았습니다. 하지만 주변치아를 이용한 치료방법의 특성상 주변 치아에 부하가 많이 걸리기 때문에 결국 이 치아는 점점 상태가 안 좋아집니다. 그래서 브리지로 시작했던 입 안은 심한 경우 틀니까지 진행이 되는 것입니다.

임플란트 치료를 하지 않는다면 내 치아를 최대한 끝까지 사용하는 게 맞는 이야기입니다. 하지만 임플란트 치료가 보편화된 현재에는 이런 말이 꼭 옳은 것만은 아닙니다. 절반은 맞고 절반은 틀립니다.

3. 흔들려서 뽑은 앞니,
발치하고 바로 임플란트 치료가
필요합니다. 이유는?

"앞니가 흔들린다 = 잇몸 염증으로 치조골이 녹았다."

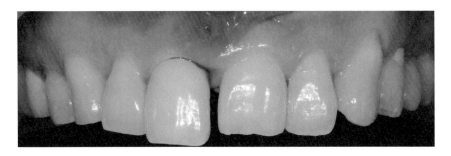

녹은 치조골은 대부분 눈에 보이는 잇몸 쪽에 위치합니다. 흔들리는 앞니를 뽑으면 아래처럼 발치한 순간부터 잇몸이 주저앉기 시작합니다.

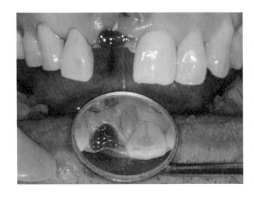

왼쪽 앞 치아가 흔들려서 내원하셨습니다. 치아를 살릴 수 있는지 물어보셨지만, 이미 치조골이 흡수되어 있고, 염증이 생겨 치아가 잇몸 바깥으로 튀어나오고 있었습니다. 발치 후 바로 임플란트 시술까지 생각하지 않으셨기 때문에 일단 발치만 진행을 했습니다.

발치만 했을 뿐인데, 잇몸 바깥쪽이 주저앉아버렸습니다. 1주일 뒤 꿰맨 실을 제거하기 위해 치과에 오셨을 땐 잇몸이 좀 더 주저앉았고, 이를 가만히 놔두면 잇몸이 계속 주저앉아서 나중에 임플란트를 할 때 뼈이식이 광범위하게 들어가고, 그만큼 통증 역시 심해질 것입니다.

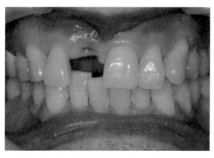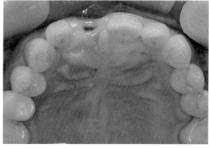

그래서 발치 당일 상담드린대로 실을 제거하면서 바로 임플란트 식립 시술을 들어갔습니다.

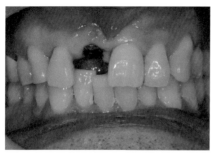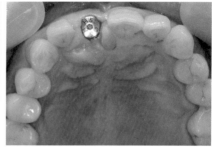

임플란트 수술은 1차, 2차 수술까지 모두 동시에 완료되었고, BMP를 동반한 치조골이식까지 진행되었습니다. 초기 고정력이 좋았고, 잇몸의 절개 역시 최소화해서 실로 꿰매지 않고 시술이 마무리되었습니다. 위 사진에서 가장 중점적으로 볼 부분은 잇몸이 옆 치아와 비슷하게 풍융해졌다는 것입니다.

예전의 통상적인 방법처럼 3개월을 기다렸다면 현재의 잇몸처럼 말랑말랑하지 않고, 뻣뻣하게 변했을 것입니다. 그러면 위의 시술사례처럼 쉽게 옆 치아의 잇몸처럼 풍융하게 되기 어렵게 됩니다. 여러 다른 방법으로 시술은 가능하겠지만, 시술 후 통증과 부종은 지금과는 비교가 되지 않습니다. 임플란트는 최대한 시술자와 환자 모두가 편하고, 효과가 좋은 방향으로 시술되어야 합니다.

4. 이가 흔들리다가 쑥 빠졌을 때!
임플란트 치료의
마지막 기회일 수 있습니다.

치아가 아프다가도 괜찮아져서 치과에 가지 않고 잊고 지낼 수 있습니다. 그러다가 치아가 아프지만 약을 사먹으니 괜찮아져서 또 치과에 가지 않을 수 있습니다. 계속 반복되면 치아 주변의 치조골은 천천히 녹게 됩니다. 녹아 사라지는 치조골이 많아질수록 치아는 점점 더 흔들리게 되는데, '요즘 피곤해서 그런가보다. 난 피곤하면 꼭 잇몸이 이렇게 안 좋아져.'라는 생각을 하면서 또 버팁니다.

그러다가 어느 날 치아가 저절로 빠지거나, 치아가 약간 흔들리길래 손으로 잡고 조금 흔드니 치아가 쑥 빠질 수 있습니다.

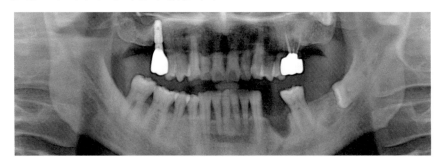

오른쪽 아래 검은 골짜기가 보이시나요? 치아 뿌리 주변 뼈가 녹으면서 결국 치아가 저절로 빠져서 치과에 오신 분의 파노라마 사진입니다. 실제 구강 내를 보면 잇몸이 함몰되어 있습니다.

임플란트 픽스쳐가 들어갈 공간이 전혀 없습니다. 픽스쳐가 들어간다고 하더라도 주변 뼈가 부족해서 유지력이 떨어질 수 밖에 없고, 이는 초기 실패로 돌아옵니다. 그렇다고 이대로 방치하면 안됩니다. 주변 치아들이 좋지 않은 방향으로 움직이면서 전체 균형이 깨지기 때문입니다.

이런 경우 크라운 & 브릿지를 할 것인지, 임플란트를 할 것인지를 정해야 하는데, 치아가 빠진 부분 주변의 치아가 너무 건강하기 때문에 임플란트 치료로 계획을 세웠습니다.

치료계획은 아래와 같습니다.
1. 뼈 다시 만들기(3~6개월 소요)
2. 임플란트 심고 기다리기(3개월 소요)
3. 지르코니아 보철로 마무리

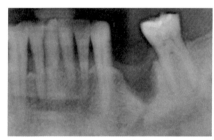 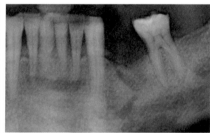

[(좌)초기모습 / (우)뼈 이식 후 모습]

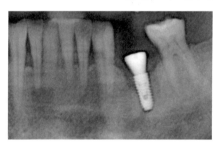 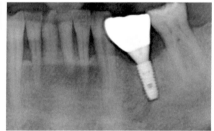

[(좌)임플란트 식립 후 / (우)최종 보철로 마무리]

치아 뿌리 주변 뼈가 위처럼 녹아가는 동안 치과에 갈 수 있는 많은 기회가 있었을 것 같은데, 결국 복잡한 치료과정을 통해 임플란트 치료가 마무리 되었습니다. 치료가 복잡할수록 치료비와 치료시간, 치료시의 통증 모두 증가합니다.

5. 치과에서 틀니해야 한다고 했는데,
임플란트가 가능해요?

임플란트 시술이 성공하는 데 가장 기본적인 내용이 치조골 속에 임플란트 픽스쳐(나사)가 완진히 잠기는 것입니다. 그렇다면 임플란트 픽스쳐 크기는 어떻게 구성되어 있을까요?

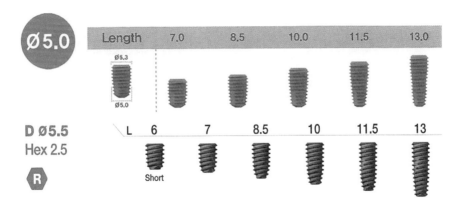

제조사마다 약간의 차이는 있지만, 픽스쳐 지름은 3mm에서 7mm 정도이며, 길이는 가장 짧은 길이가 6mm이고 그 다음이 7mm, 가장 긴 길이는 13mm입니다.

원기둥 모양의 픽스쳐가 치조골 내에 쏙 들어가서, 치조골에 둘러싸일 수만 있다면 언제나 임플란트 시술이 가능합니다! 사진1(56pg 참고)과 같은 치조골 상태라면 임플란트가 가능할까요?

다음 파노라마 사진에서 위쪽 뼈, 아래쪽 뼈 모두 임플란트가 가능합니다. 위의 경우 상악동 수술을 임플란트 식립과 동시에 하면 되고, 아래는 치조골 수직 증강술과 함께 임플란트를 식립하면 됩니다.

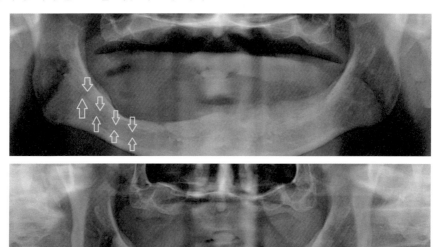

[상단부터 사진1, 2]

하지만 사진1의 왼쪽 아래는 하치조신경관과 가까이 있기 때문에 치조골 수직 증강술을 할 때 좀 더 조심해야 하고, 오랜기간 치조골이 퇴축되었기 때문에, 잇몸의 양 역시 적어져서 수술 후 심한 통증과 부종이 뒤따를 가능성이 굉장히 큽니다. 물론 실패할 수도 있습니다. 이 경우 사진2와 같이 치료비용과 시간, 통증 등을 고려해서 위는 전체틀니로, 아래는 임플란트지지 틀니로 계획하고 진행했습니다.

아래의 경우는 어떨까요?

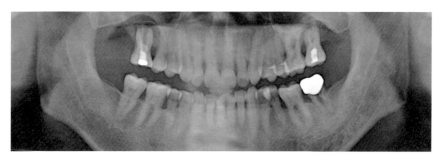

왼쪽 위 큰 어금니 주변 염증이 심해서 발치를 했는데, 이전에 다니던 치과에서 이를 뽑더라도 임플란트하기 힘드니 부분틀니를 권했다고 했습니다. 하지만 임플란트를 할 수 있는지 없는지에 대한 기준은 단순합니다. 임플란트 픽스쳐가 치조골에 둘러싸일 수 있는가입니다.

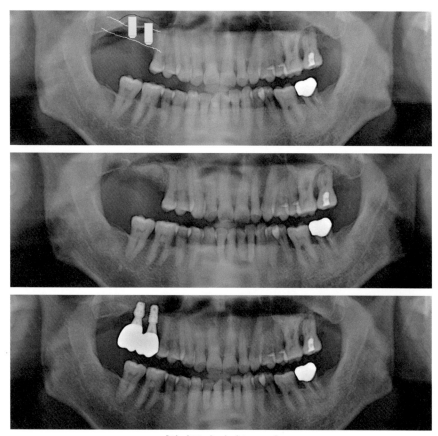

[상단부터 사진 3, 4, 5]

치아를 뽑고나서 위처럼 계획을 세웠습니다(사진 3). 상악동 수술을 해야 하는데, 치아를 뽑았던 자리에 뼈가 차질 않아서 치조골 이식을 먼저 시행했습니다.

치조골 이식을 한 뒤 이를 뽑았던 자리가 하얗게 변한 게 보입니다. 치조골이식과 상악동 수술 그리고 임플란트 식립까지 동시에 할 수도 있지만, 이땐 안정성을 위해 치조골이식을 먼저 시행했습니다(사진 4).

최종 마무리된 모습입니다. 치조골 이식으로 만들어진 뼈가 약간 흡수되었지만 불편한 부분틀니보다는 훨씬 더 편한 임플란트로 마무리가 되었습니다(사진5).

위의 사례는 치조골의 높이에 대한 내용이었습니다. 물론 치조골의 폭에 대한 고려사항도 있습니다. 폭 역시 너무 좁다면 임플란트 픽스쳐가 치조골 내에 들어갈 수 없기 때문에 폭을 넓혀주는 치조골이식을 하면 됩니다.

무조건 틀니만 해야 하는 경우는 거의 없습니다. 대신 치조골이 좋은 사람에 비해 임플란트 시술이 완료될 때까지의 시간이 2배 또는 3배 이상 소요될 수 있습니다.

이전의 경우 발치 후 그냥 방치하지 않고 자가치아 이식재와 BMP를 이용해서 발치와 보존술 시술을 받았다면 결과는 훨씬 좋았을 것입니다.

6. 틀니를 사용하다가 임플란트하고 싶은데, 안 된다구요?

　한쪽 어금니가 모두 빠졌을 때, 지금은 대부분 임플란트 치료를 받습니다. 하지만 예전에는 틀니를 하는 게 정설이었을 정도로 많은 분들이 틀니로 치료받았습니다. 하지만 틀니는 뺐다 꼈다 하는 불편함과 동시에 항상 청결하게 유지를 해야 하는 번거로움이 있었습니다. 또한 결정적으로 틀니가 남아있는 치조골을 빨리 녹게 만드는 단점이 있습니다.

　틀니는 어떻게 치조골을 빨리 녹일까요?

　치아가 빠지면 치아를 받치고 있었던 치조골은 자기의 역할이 끝난 것으로 생각하고, 점차적으로 소실됩니다.

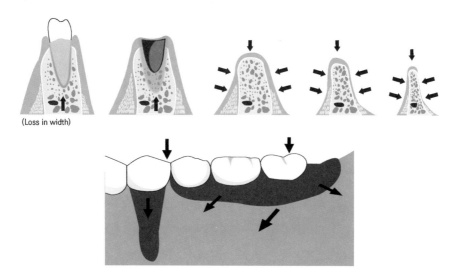

(Loss in width)

부분틀니는 기존의 치아에 끼우는 방식인데, 잇몸과 닿는 부분이 반대측 치아와 씹히게 되면 잇몸을 누르게 됩니다. 잇몸을 누르는 힘은 그대로 치조골에 전달이 되고, 가만히 놔둬도 사라지고 있는 치조골에 자극을 줍니다. 물론 씹을 때의 힘이 잇몸에 100% 균일하게 전달되면 치조골 소실 속도가 늦춰질 수 있지만, 실제 구강 내에서는 한 곳에 힘이 집중됩니다. 이는 치조골에 압박을 주게 되고 치조골 흡수를 가속화시킵니다.

틀니를 오랜 기간 착용한 경우 치조골이 많이 녹아버린 것은 매우 당연한 결과입니다. 그래서 틀니를 사용하다가 임플란트를 하고 싶어도 너무 어려운 경우가 종종 있습니다.

틀니를 20년 넘게 사용하다가 사진1과 같은 상태로 오신 분이 계셨습니다.

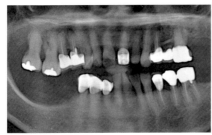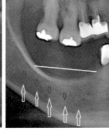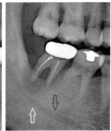

[좌측부터 사진1, 2, 3]

사진2의 왼쪽 아래 부분의 치조골이 틀니에 의해 많이 소실된 상태입니다. 임플란트를 하려고 보니 하치조신경관 위쪽으로 치조골이 너무 적습니다. 하치조신경관은 아래 사진에서 화살표 사이에 위치해 있습니다.

이 분의 경우 파노라마에서 하치조신경관이 잘 보이지 않는데, 대개는 사진3처럼 선명하게 보입니다. 하치조신경관 속의 신경은 아래턱 한쪽의 감각을 담당하고 있기 때문에, 신경 손상시 밥을 먹을 때 입 주변에 밥알이 묻어도 모르게 됩니다. 삶의 질 면에서 굉장히 중요한 신경이기 때문에 손상이 가해지면 안 됩니다.

틀니로 인해 치조골이 소실되면 특히 아래턱의 경우 잇몸에서 하치조신경관과의 거리가 굉장히 짧아집니다. 그래서 임플란트 시술이 어려울 가능성이 커집니다. 하지만 임플란트 치료를 하기로 결정하고, 임플란트 픽스쳐 사이즈를 약간 짧지만 굵은 것으로 시술하였습니다.

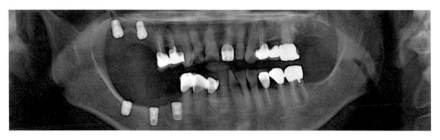

물론 녹아버린 치조골을 다시 만들어서 치조골 높이를 증가시킬 수도 있지만, 사라진 뼈를 다시 만드는 일은 시간이 많이 소비되는 것도 있지만, 시술받는 분에게는 아주 큰 고통이 동반됩니다. 더군다나 시술이 한 번으로 끝나지 않고 재시술의 가능성까지 있으니, 나이가 좀 있으신 분들에게는 쉽사리 권해드리기 어렵습니다.

틀니를 오랫동안 착용했다고 해서 임플란트가 불가능한 것은 아닙니다. 현재의 상태에 맞는 가장 최선의 방법으로 뼈이식을 동반한 임플란트 시술을 받는다면 이전과는 전혀 다른 새롭고 맛있는 식사를 하실 수 있게 됩니다.

Q. 현재 내 자신이나 부모님이 틀니를 하고 계신다면?

평생 틀니로만 식사를 할 것이라고 생각하신다면 7년에 한 번씩 새로운 틀니를 제작해서 사용하면 됩니다. 건강보험에서 7년에 한 번씩 틀니 비용의 70%(의료보험 1종은 95%, 2종은 85%)를 지원해주는데, 이유가 있습니다. 치조골이 꾸준히 계속해서 녹아서 기존의 틀니가 변해가는 치조골에 맞지 않게 되기 때문입니다.

하지만 임플란트를 생각하고 계시다면 지금 당장 바로 치과에 가서서 파노라마나 CT 촬영을 해서 남아있는 치조골을 측정해봐야 합니다. 너무 늦어버리면 기회가 영원히 사라져버릴지 모릅니다.

7. 임플란트 수술 예약을 했다면?

임플란트 시술은 스케일링 받듯이, 치과에 가서 바로 시술받는 게 아닙니다. 임플란트를 하기 위해서는 치아가 많이 흔들린다던지, 치아가 이미 빠졌든지, 아니면 치아가 부러졌든지 등 여러 이유의 치아 이상이 있어야 합니다. 즉 구강환경이 매우 좋은 상태는 아니라는 것입니다.

임플란트 시술이 잘 되고, 유지가 잘 되기 위해서는 두 가지가 필수요소입니다.

첫 번째 구강관리가 잘 되어야 합니다.

너무나 기본적인 내용이지만, 잘 지켜지지 않는 내용이기도 합니다. 칫솔질은 3분 이상 해야 하고(5분이면 더 좋습니다.), 치석이나 치태가 있으면 스케일링과 치주치료를 통해 모두 제거가 되어야 합니다. 그렇지 않다면 구강 내 염증에 의해 임플란트 시술 과정에서 상처난 잇몸의 치유가 더디게 또는 안될 수 있습니다.

두 번째 뼈관리가 잘 되어야 합니다.

현대는 서비스업이 주된 직업이 되다 보니 햇빛을 볼 일이 별로 없습니다. 햇빛을 보게 되더라도 얼굴이나 팔엔 이미 선크림이 발라져있기 때문에 햇빛이 우리 살에 직접적으로 닿지 않습니다. 뼈에 중요한 비타민 D는 체내에서 햇빛에 의해서만 생성되기 때문에, 현대인들은 뼈의 치밀도가 떨어져있습니다.

임플란트는 뼈와 붙는 것인데, 가장 기본적인 뼈가 부실하다면 임플란트 역시 뼈와 붙은 부위에서 강도가 떨어질 수밖에 없습니다.

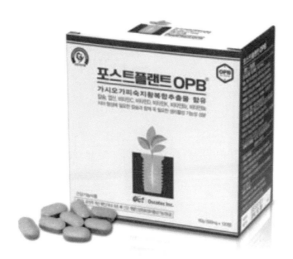

　저의 경우 위의 제품을 추천해드리고 있습니다. 성분은 가시오가피숙지황 복합 추축물, 칼슘, 비타민 B2, 비타민 B6, 비타민 C, 미타민 D, 비타민 K, 엽산으로, 식약처 개별인정형 제품이기 때문입니다.

　임플란트를 계획하고 계시다면 치료기간만이라도 치조골 생성에 도움을 주는 것으로 인정받은 제품을 복용하시고, 이후 유지기간에도 내 뼈 건강을 위해, 골다공증을 예방하기 위해서라도 비타민 D, 칼슘제제를 꼭 복용하시는 게 좋습니다.

1. 이를 뽑고 임플란트를 바로 심고, 좀 더 빨리 씹자!

예전에는 치아를 뽑고 임플란트를 할 때까지 무조건 3~6개월 정도 기다렸습니다. 하지만 이렇게 기다리는 게 도리어 해가 되기도 합니다. 치아가 빠지면 주변의 뼈는 녹게 됩니다. 하지만 뿌리가 있었던 움푹 패인 곳은 뼈가 생깁니다. 뼈의 볼륨감은 줄어들면서 안의 뼈는 채워지게 되어 결과적으로 임플란트를 해서 식사를 하기엔 좀 더 좋지 않은 치주환경이 되어버립니다.

이런 치주적인 요소와 함께 중요한 고려사항은 치아를 발치한 뒤 식사를 제대로 하지 못하는 기간을 얼마나 많이 단축시킬 수 있느냐의 문제입니다.

예전의 임플란트 프로토콜대로 임플란트 치료를 진행하면 치아 발치 후 3개월, 임플란트 식립 후 위 턱의 경우 6개월, 아래 턱의 경우 3개월이 지나야 임플란트 치료가 완료됩니다. 즉 좋은 뼈를 가지고 있음에도 불구하고 최소 6개월 이상 치아가 없는 상태로 지내야 하는 것입니다.

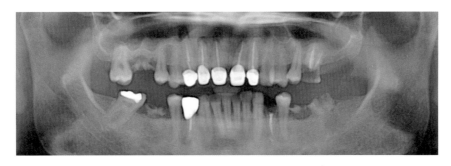

위의 상태로 치과에 오신 분이 계십니다. 아래 치아만 우선 임플란트를 원한다고 하셔서, 치아를 뽑고 바로 임플란트 시술을 받으시는 게 좋겠다고 말씀드리고, 일주일 뒤 발치한 당일 임플란트 시술을 했습니다(사진1). 그리고 3개월 반 뒤 임플란트 보철치료까지 완료했습니다(사진2).

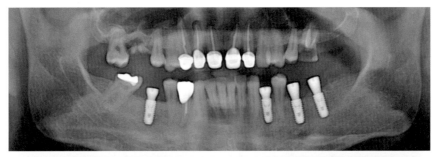

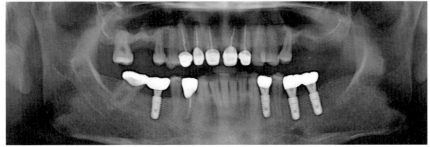

[(상)사진1 / (하)사진2]

또 다른 분이 계십니다(66pg 참고). 이 분의 경우는 이전 분과 다르게 위 치아 임플란트 치료를 원하셨고, 충치가 있고 흔들리는 치아를 뽑으면서 동시에 임플란트 치료를 시작하기로 했습니다.

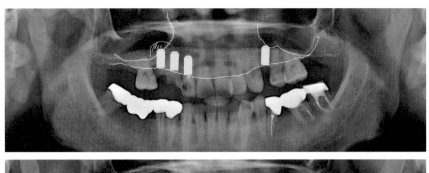

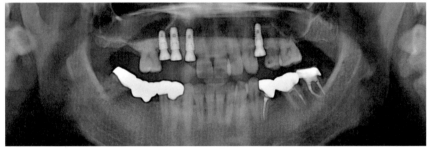

　임플란트 식립과 동시에 상악동 거상술까지 당일에 시술한 경우입니다. 하지만 이렇게 발치를 하면서 동시에 임플란트를 식립하는 게 쉬운 것만은 아닙니다. 보통의 임플란트는 기존의 뼈에 임플란트 기구를 이용해서 순차적으로 구멍을 넓혀가며 원하는 크기의 임플란트를 식립합니다.

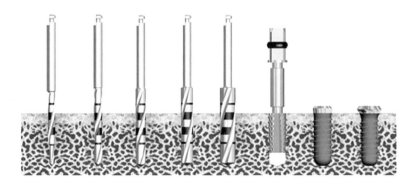

　하지만 발치를 한 뒤 바로 임플란트 식립을 할 때는 기존의 치아와 임플란트 사이의 크기 차이로 인해 좀 더 신중하게 접근해야 합니다.

아래 사진을 보면 #15 치아가 부러진 게 보입니다. 결국 발치를 한 뒤 바로 임플란트 식립을 했습니다.

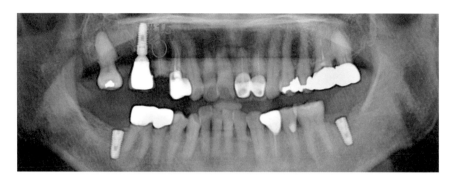

전체적인 교합방향이 중요하기 때문에 기존 치아의 뿌리 방향과는 다르게 식립했습니다(사진3). 실제 뿌리와 식립된 임플란트 픽스쳐를 비교해보면 아래와 같습니다(사진4, 5).

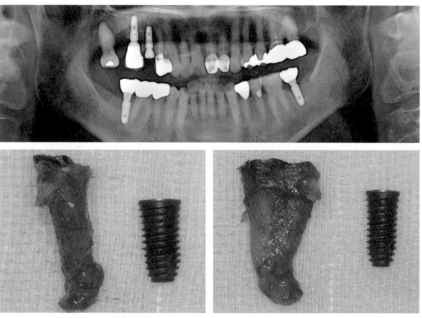

[상단부터 반시계방향으로 사진3, 4, 5]

대부분의 치아 뿌리의 크기는 임플란트 픽스쳐보다 훨씬 더 크기 때문에 발치 즉시 임플란트 시술을 할 때는 시술경험이 중요하고, 식립 방향과 식립 위치의 선정이 굉장히 중요합니다.

또 다른 사례를 보겠습니다.

신경치료 후 기둥까지 시술한 뒤 크라운 치료를 받은 치아입니다. 엑스레이 사진에서는 잘 보이지 않지만 동요도가 매우 심해 발치를 해야 할 상황이었습니다. 그래서 발치 후 즉시 임플란트 식립을 결정하고 치아를 뽑았습니다(사진6).

왼쪽이 입술 방향, 오른쪽이 입천장 방향인데, 치아의 단면이 타원형입니다(사진7). 임플란트는 원형이기 때문에(사진8) 식립방향과 위치 설정을 잘해야 아래와 같이 임플란트 식립이 원활하게 될 수 있습니다(사진9).

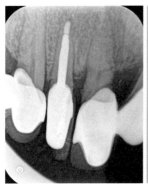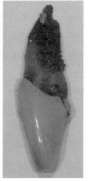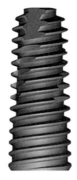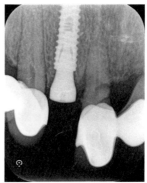

[좌측부터 사진6, 7, 8, 9]

2. 발치 즉시 임플란트가 좋지만 시술 난이도는 높아요!

　치아만 쏙 빠지면 주변 치아와 조화가 되도록 임플란트 픽스쳐를 식립하면 됩니다. 하지만 뿌리 주변에 염증이 있고, 고름이 나오면서 이미 많은 치조골이 흡수된 상황이라면 임플란트 픽스쳐가 제 위치에 제대로 식립되기 어려울 수 있습니다.

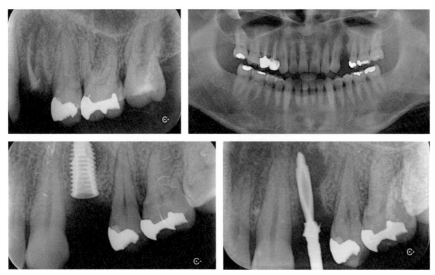

[좌측 상단부터 시계방향으로 사진 1, 2, 3, 4]

　왼쪽 치아의 크라운이 깨져서 치과에 오셨습니다. 그런데 뿌리 끝에 염증도 보입니다. 발치를 한 뒤 염증이 가라앉는 걸 1주 기다렸다가 임플란트 시술을 하기로 했습니다(사진 1).

　1주 뒤 파노라마 사진을 찍어보니 치아가 빠진 공간에 호롱박같은 커다란 웅덩이가 보입니다. 발치할 당시 볼쪽 뼈가 이미 소실되었기 때문입니다(사진 2).

임플란트를 식립하기 위해 드릴로 치조골을 삭제하다가 중간에 엑스레이 사진을 촬영해봤더니 아래처럼 임플란트가 들어가야 할 방향과 달랐습니다(사진 3).

치조골이 거의 없는 상태에서 일반적인 경우와 동일하게 임플란트 식립을 하기 시작하면 이런 사태가 발생될 수 있기 때문에, 임플란트 드릴을 이용할 때 고정을 확실하게 잡아야 합니다(사진 4).

방향을 다시 올바르게 수정한 뒤 임플란트 픽스쳐 식립을 마무리할 수 있었습니다.

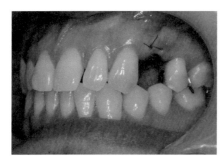 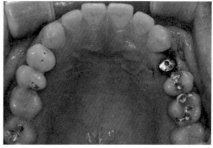

예전의 기준이라면 치아를 발치한 뒤 최소 3개월을 기다려야 했습니다. 그리고 나서 볼쪽 뼈가 흡수된 만큼 뼈이식을 하면서 임플란트 시술을 합니다. 이후 3~6개월 기다린 뒤 보철을 하기 때문에 두 가지 단점이 존재합니다.

첫째, 이미 흡수가 되어버린 뼈에 잇몸이 붙어있는 경우, 잇몸을 젖힌 뒤 그 부위에 뼈이식을 하면 많이 붓고 통증이 커집니다. 하지만 뽑은 뒤 바로 뼈이식을 하면 잇몸과 뼈 사이에 공간이 있기 때문에 덜 붓고 통증이 덜합니다.

둘째, 임플란트 보철을 할 때까지의 기간이 훨씬 더 깁니다. 발치 후 바로 시술하는 경우 3~4개월 뒤에 보철을 할 수 있지만, 기존의 방식의 경우 최소 6~8개월이 소요됩니다.

3. 임플란트 표면처리가 어쩌고, 친수성이 어쩌고 하는데…

　임플란트 제조 회사에서는 임플란트 표면에서 대해 많은 연구를 하고, 이를 활용해서 광고를 하기도 합니다. 초기의 임플란트는 사진1과 같은 느낌이었습니다. 매끈매끈합니다. 이 경우 단점이 있었습니다. 뼈와 골융합하는 데 시간이 오래 걸린다는 점입니다.

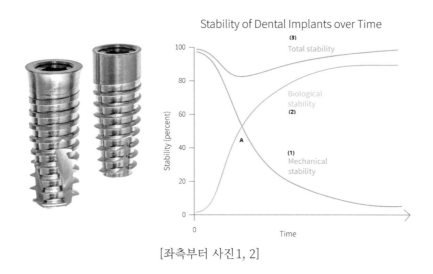

[좌측부터 사진1, 2]

　사진2는 임플란트 픽스쳐와 뼈 사이의 유착정도를 안정도라는 수치로 그래프화한 것입니다. (1)의 mechanical stability는 임플란트 픽스쳐의 나사선에 의해 얻어지는 것인데 시간에 지남에 따라 감소합니다. (2) biological stability는 조골세포가 픽스쳐에 붙으면서 생기는 안정성을 의미하는데, 표면이 매끈해서 안정성의 증가가 더딥니다.

그래서 (2)biological stability 의 증가를 돕기 위해 조골세포가 좀 더 임플란트 표면에 잘 붙도록 하기 위해서 표면을 거칠게 만들기 시작했습니다. 매끈한 표면보다 거친 표면이 쉽게 이물질이 붙는 것과 같은 원리입니다. 그래서 현재의 임플란트 표면은 아래와 같은 느낌입니다.

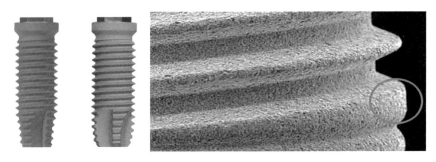

표면이 거칠다는 게 보이시죠? 실제 전자현미경으로 보면 아래처럼 표면이 굉장히 울퉁불퉁하면서 표면적이 3배 이상 증가하게 됩니다.

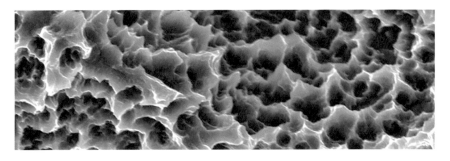

대표적인 표면처리 방식은 SLA 방식입니다. 쉽게 말해 티타늄 표면을 부식시킨 뒤, 세척한 것입니다. 여기에 더해서 부식된 티타늄 표면에 얇게 hydroxyapatite 코팅을 해서 조골세포가 좀 더 잘 붙도록 하기도 합니다. 이런 방식의 표면처리를 부르는 방식은 제조회사마다 다르지만 큰 줄기는 같습니다.

다음의 광고(73pg 참고)도 보신 적이 있으실 겁니다. 왼쪽은 스트라우만 임플란트 광고인데, 임플란트 픽스쳐가 물과 한 몸이 될 수 있을 정도로 친수성이라는 것을 강조하는 것이고, 오른쪽은 오스템 임플란트 광고인데, 전달하고자 하는 내용은 비슷합니다.

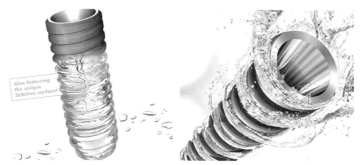

[스트라우만 임플란트 광고와 오스템 임플란트 광고]

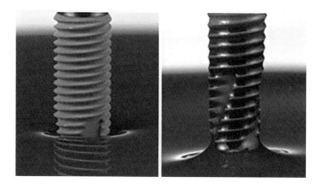

친수성은 표면처리와 함께 임플란트 픽스쳐를 광고하는 또 하나의 컨셉입니다.

실제 피와 비슷한 색상의 물에 임플란트 픽스쳐를 담글 때 얼마나 물이 잘 흡수되는지 실험을 한 것을 광고하기도 합니다.

표면을 거칠게 만들어서 조골세포가 부착되는 면적을 늘리는 것도 중요하지만, 조골세포가 부착되는 과정을 좀 더 용이하게 해주면 위 그래프의 (2)biological stability를 좀 더 빨리 증가시킬 수 있다는 의미입니다.

임플란트는 과거에서 현재까지 계속해서 변화, 발전되고 있습니다. 지금의 이 방식이 50년 뒤에는 사장이 될 수 있을지 모르지만 현재로서는 표면처리가 되고, 친수성인 임플란트가 제일 좋은 것은 사실입니다.

4. 어떤 임플란트가
내 뼈와 가장 빨리 붙을까?

임플란트는 티타늄으로 만들어져있습니다. 티타늄은 뼈와 서로 붙는 성질이 있기 때문입니다. 모든 임플란트 제조회사는 임플란트 픽스쳐가 얼마나 빠른 시간 내에 뼈와 골융합이 되는지에 대해 많은 연구를 하고 있습니다.

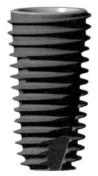

[거친 표면의 임플란트 픽스쳐]

현재의 대세는 수많은 임플란트 회사들이 임플란트 픽스쳐의 표면을 처리하면서 친수성 성질을 갖도록 하는 것입니다.

밥 중에서 가장 맛있는 밥은 김이 모락모락 피어나는 갓 지은 밥이죠? 임플란트 픽스쳐 역시 마찬가지입니다. 임플란트 제조회사에서 갓 만들어진 픽스쳐가 뼈와 친화성이 가장 높습니다. 하지만 현실은 다릅니다. 모든 픽스쳐가 이미 만들어져 멸균 상태로 전국의 치과로 배송되고, 치과 내에서는 이 픽스쳐를 상온에 보관을 합니다. 유통기한은 약 7년인데, 밥이 보온 밥솥에 오래 보관하면 할수록 밥 상태가 안 좋게 변합니다. 하지만 그래도 밥은 밥입니다. 임플란트 역시 마찬가지입니다. 임플란트의 표면에도 변화가 나타납니다. 쉽게 말하면 얇은 막이 생기는 것입니다. 이게 뼈와의 결합력을 저하시키는 원인이 되기도 합니다.

임플란트와 뼈가 빠른 기간 내에 잘 붙게 만들기 위한 방법은 크게 두 가지로 생각해볼 수 있습니다. 첫 번째, 조금 전 만들어진 임플란트 픽스쳐로 시술받는 것입니다. 두 번째, 시간이 지나 약간 변화가 생긴 픽스쳐의 표면을 초기의 상태로 되돌려서 시술받는 것입니다. 첫 번째 방법은 현실성이 떨어지고, 결국 두 번째 방법을 활용해야 합니다.

그런데 입 안이 아닌 바깥에서 어떤 방식이 뼈와 빨리 붙을 수 있다는 것을 눈으로 확인할 수 있을까요?

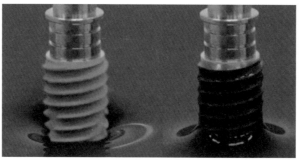

[오스템 임플란트 일반 SLA 표면과 BA 표면 비교 사진]

임플란트 픽스쳐를 피에 담궈보는 것입니다. 피가 임플란트 표면에 얼마나 잘 달라붙는지로 확인을 합니다. 뼈가 새로 생성되기 위해서는 피에서 조골세포가 활성화되어야 하는데, 이 피가 임플란트 픽스쳐에 잘 달라붙으면 결국 임플란트 픽스쳐와 뼈가 한 몸이 되는데 훨씬 더 용이하다는 이야기가 됩니다.

이런 이유로 오스템 임플란트는 두 가지 방법으로 표면처리한 픽스쳐를 재처리합니다.

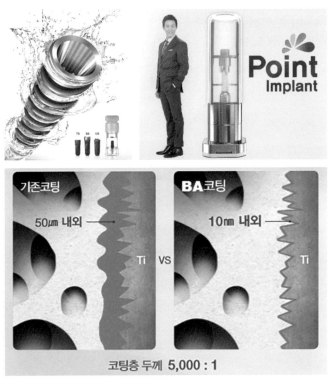

[좌측 상단부터 반시계방향으로 사진1, 2, 3]

1. 칼슘 용액에 담궈놓기(사진1)

임플란트 용기 내에 칼슘용액을 넣습니다.

2. 얇은 하이드록시아파타이트를 표면에 입히기(사진2)

임플란트 픽스쳐의 친수성을 증가시키기 위해 코팅을 합니다.

최수종 임플란트라고 불리우는 포인트 임플란트는 오스템 임플란트와 처리 방식이 다릅니다. 오스템 임플란트가 SLA 표면처리된 픽스쳐에 어떤 추가 조치를 취해서 혈액 젖음성을 개선시킨다면, 포인트 임플란트는 SLA 표면처리된 픽스쳐의 표면 변성을 UV를 조사해서 다시 원상태로 회복시키는 것입니다 (사진3). 같은 포인트 임플란트 픽스쳐라도 UV조사 여부에 따라 다음과 같은 결과가 나옵니다.

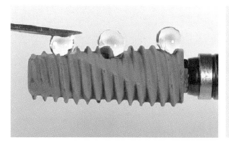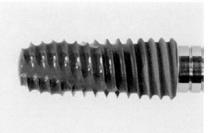

[UV 조사 전후]

물방울을 혈액으로 생각한다면 UV를 조사했더니 혈액 젖음성이 좋아진 것입니다.

기존의 임플란트 표면에 UV를 조사한 뒤 임플란트 식립 시술을 할 경우 임플란트의 안정성을 증가시키는 데 매우 효과적이라는 논문이 많이 나와있습니다. 그래서 예전에도 UV를 조사한 뒤 임플란트 시술을 하기도 했지만, 멸균된 임플란트 픽스쳐를 바깥으로 꺼내서 조사를 해야했기 때문에 오염의 위험성이 있어 결국 보편화되지 못했습니다. 하지만 포인트 임플란트에서 임플란트 픽스쳐 케이스를 UV가 통과되는 유리로 만들어서 이에 대한 특허를 등록하고 UV 임플란트의 보편화에 앞장서고 있습니다.

어떤 방식의 임플란트 픽스쳐라도 가장 중요한 핵심은 픽스쳐가 뼈 속에서 혈액과 친밀한 관계를 유지해서 조골세포가 픽스쳐가 바로 잘 붙도록 하는 것입니다.

가장 기본적인 SLA 표면처리만 된 픽스쳐보다는 혈액과의 친밀성이 높은 제품들이 뼈와 더 잘 붙습니다. 치과에 보관 중인 임플란트는 다음 장의 사진처럼 픽스쳐 크기별로 나뉘어져있습니다. 한 개의 임플란트를 식립하더라도 손으로 하는 진료이기 때문에 오차가 생길 수 있어서 최소 4~6개의 픽스쳐 사이즈를 준비해놓고 있어야 합니다.

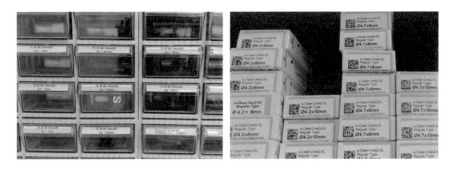

　이렇게 보관되어지는 임플란트 표면에서 시간이 흐름에 따라 변화가 나타나는 것은 어쩔 수 없습니다. 그래서 다시 원래의 상태로 복구시켜줄 수 있는 UV 시스템이 좋지 않을까하는 생각을 합니다.

5. 임플란트 식립시 잇몸을
무조건 절개하는 것은 아니에요.

임플란트 수술을 받는다는 것은 임플란트 픽스쳐를 치조골 속에 심는 것을 의미합니다. 예전에는 항상 잇몸을 절개해서 벌린 뒤 치조골을 눈으로 보면서 임플란트가 들어갈 곳에 구멍을 뚫었습니다.

하지만 여건이 된다면 최근엔 잇몸을 절개하지 않고 잇몸에 구멍을 만든 뒤 바로 드릴로 구멍을 뚫어서 임플란트 픽스쳐를 식립합니다. 그리고 치유지대주(힐링 어버트먼트)를 체결하면서 잇몸에 생긴 구멍을 메꿉니다. 잇몸을 절개하지 않았기 때문에 꿰맬 이유가 없고, 잇몸을 벌리지 않았기 때문에 출혈 역시 거의 없습니다.

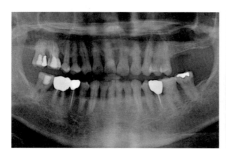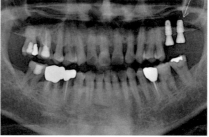

임플란트 시술 전과 후의 엑스레이 사진입니다.

실제 구강 내에서 임플란트 시술 직후의 모습은 다음과 같습니다. 잇몸을 절개하지 않았기 때문에 피가 나지 않고, 실로 꿰매지도 않았습니다. 이런 상태로 2~3개월 지나고 보철을 하면 됩니다.

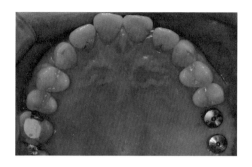

　임플란트 수술 후 아픈 이유 중 하나가 잇몸이 뼈에서 분리되어 젖혀지기 때문인데, 달리 생각하면 치조골에 근접한 잇몸이 찢어져서 분리되는 것이기 때문에 아픈 건 당연합니다. 만약 잇몸과 치조골 상태가 좋다면 잇몸의 외상을 최소화하는 게 좋습니다.

　70세가 넘으신 분께서 임플란트를 하러 오셨습니다. 거동이 불편하셨기 때문에 최소의 치료를 진행하기로 했습니다.

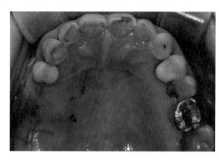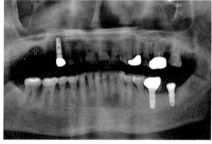

　빠져서 없는 치아가 3개인데, 임플란트를 2개 심고 보철은 3개로 만드는 것으로 계획을 세웠습니다. 왜 임플란트를 3개 식립하지 않았을까요?

　위 엑스레이에 빨간 화살표가 가리키는 곳의 치조골이 얇습니다. 임플란트를 식립하기 위해서는 위쪽이나, 아래쪽이나 치조골이 부족한 곳에 뼈이식을 해야 하는데, 뼈이식을 하는 양만큼 통증이 커지고, 지속시간 역시 길어집니다. 거동이 불편하셔서 치과에 내원하는 횟수를 최소로 줄이면서, 통증은 최대로 줄이고, 시술시간도 단축시키기 위해 다음과 같이 시술을 했습니다.

뼈이식은 하지 않았고, 잇몸에 구멍을 뚫어 그 방향대로 임플란트 공간을 만든 뒤 식립 후 치유지대주를 연결하는 것으로 시술을 마무리했으며, 실제 시술 시간은 10분 이내였습니다.

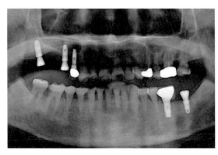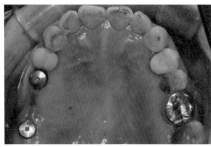

위는 시술 직후 구강 내 사진입니다.

모든 경우 무절개 임플란트 시술이 가능한 것은 아니지만, 가능하다면 되도록 잇몸 손상을 최소로 하는 임플란트 시술이 좋습니다.

6. 임플란트 수술은 1차 수술과
2차 수술이 있다던데…

임플란트 수술은 간단히 말하면, 치조골 내에 티타늄으로 만들어진 임플란트 픽스쳐를 삽입한 뒤, 뼈와 완전히 붙을 때까지 기다린 후 픽스쳐에 크라운을 붙이기 위한 기둥을 연결한 뒤, 크라운을 접착시키는 것입니다. 이 과정에서 임플란트 픽스쳐 주변에 뼈가 부족하면 치조골이식을 합니다.

치과에서 임플란트 수술을 받아본 경험이 있으신 분들은 치과에서 1차 수술이 어떻고, 오늘은 2차 수술을 할 예정이고… 라는 말을 들어보셨을 것입니다. 임플란트 시술 시 어떤 차이가 있을까요?

임플란트 시술의 흐름을 그림으로 나타내면 아래와 같습니다.

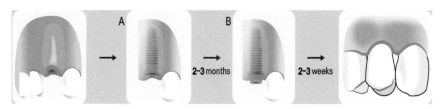

치아가 빠지면 이곳에 임플란트를 식립합니다. 임플란트를 식립한 뒤 픽스쳐의 잇몸 쪽에 뚫린 공간을 조그마한 나사(cover screw)로 덮은 뒤 잇몸을 꿰맵니다. 그리고 임플란트 픽스쳐가 치조골과 골융합이 될 수 있도록 기다린 뒤, 잇몸을 열고 기존의 cover screw를 제거하고, 잇몸 위로 나올 수 있는 큰 나사(healing abutment)를 연결한 뒤 잇몸을 꿰맵니다. 그리고 잇몸이 아물 때까지 기다린 뒤 보철을 합니다.

A 과정을 임플란트 1차 수술이라고 말하고, B 과정을 임플란트 2차 수술이라고 합니다.

하지만 이 과정에서 마취를 2번 하고, 잇몸을 2번 절개하고, 진통제나 항생제를 2번 복용하게 됩니다. 그래서 이런 단점을 줄이기 위해서 아래와 같은 흐름으로 임플란트 시술을 하기도 합니다.

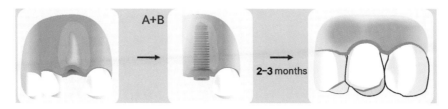

마취는 임플란트를 식립할 때 1번! 진통제나 항생제도 1번만 복용하면 됩니다.

치조골의 여건이 좋다면 1차 수술과 2차 수술을 한꺼번에 하는 게 시술받는 사람 입장에서도, 시술하는 사람 입장에서도 모두 좋습니다. 아래는 1차 수술과 2차 수술을 동시에 한 분의 케이스입니다. 좋은 치조골에 1,2차 수술을 동시에 시행하면서 위치시켜 놓은 healing abutment를 제거한 뒤 헤리 보철을 연결한 모습입니다(사진1, 2, 3). 실제 앞에서 보는 모습입니다(사진4). 굉장히 자연스럽습니다.

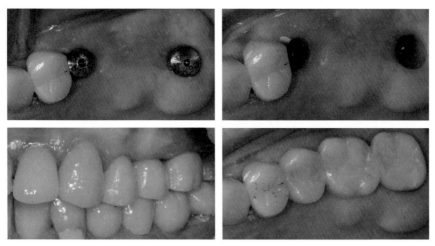

[좌측 상단부터 시계방향으로 사진1, 2, 3, 4]

7. 네비게이션 임플란트 꼭 필요할까?

한 개 치아가 빠져있다면 임플란트 픽스쳐는 치아가 원래 있었던 위치에 정확히 식립될 수 있습니다. 두 개 치아가 빠져있다면 임플란트 픽스쳐는 치아가 원래 있었던 두 군데 위치에 비슷하게 식립될 수 있습니다. 3개 치아가 빠져있다면 임플란트 픽스쳐는 치아가 원래 있었던 세 군데 위치에 근접하게 식립될 수 있습니다.

하지만 8개 치아가 빠져있다면 임플란트 픽스쳐가 치아가 원래 있었던 그 자리에 제대로 식립될 수 있을까요? 치조골의 상태와 대합치의 위치에 따라 치아가 원래 있었던 자리보다 옆 자리가 임플란트의 안정성 면에서 더 좋을 수 있지만, 임플란트 평행성까지 고려한다면 최대한 상실된 치아 위치에 근접하게 임플란트 픽스쳐는 식립되는 게 좋습니다.

그래서 임플란트 위치를 미리 진단 과정에서 설정하고 이를 임플란트 시술 시에 적용하는 게 좋은데, 이런 방식을 네비게이션 임플란트라고 합니다. 임플란트 회사마다 다양한 네비게이션 임플란트 자체 브랜드가 있지만, 기본 원리는 대동소이합니다.

우선, CT를 찍습니다(사진1, 2). 그후, 구강을 스캐너로 스캔합니다(사진3). CT와 구강스캔으로 획득한 자료를 이용해서 컴퓨터로 3D 이미지를 만든 뒤 임플란트가 어느 위치에 들어갈지 결정합니다. 임플란트 위치가 선정되었으면 드릴이 구강 내에서 그 위치에 딱 맞게 들어갈 수 있도록 틀을 만듭니다(사진4).

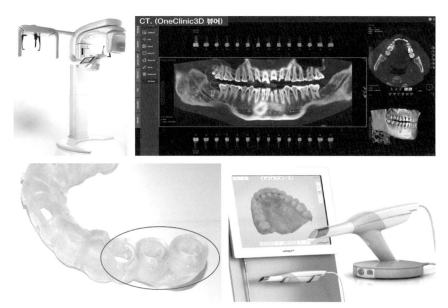

[좌측 상단부터 시계방향으로 사진 1, 2, 3, 4]

사진 4의 빨간 색 동그라미 안에 작은 원 3개가 보입니다. 위의 틀을 치아에 끼워 고정이 된 상태에서 작은 원 3군데에 임플란트 드릴을 끼우고 치조골을 삭제하는 것입니다. 이를 통해 임플란트 픽스쳐 위치를 좀 더 정확하게 설정할 수 있습니다.

하지만 CT로 확인한 뼈의 상태가 직접 눈으로 봤을 때와 약간 차이가 나는 경우도 있기 때문에, 처음부터 끝까지 이 틀을 이용해서 시술하지 않고, 초기에 임플란트 픽스쳐의 방향만 잡고, 중간 이후부터는 틀을 제거하고 직접 치조골을 보면서 위치 이동이 필요하다면 약간씩 이동시키면서 임플란트 시술을 진행합니다.

한 두 개 임플란트 시술을 한다면 네비게이션 임플란트가 꼭 필요하지는 않습니다. 하지만 여러 개의 임플란트 시술을 한다면 네비게이션 임플란트 시술이 술자와 환자 모두에게 훨씬 더 좋습니다.

8. 2차 수술이 어떤 때는 덜 아프고, 어떤 때는 더 아파요.

임플란트를 치조골 내에 식립하는 것이 1차 수술입니다. 1차 수술로만 끝난다면 임플란트 픽스쳐가 잇몸에 의해 덮혀있을 것입니다. 보철을 하기 위해서는 임플란트 픽스쳐에 기둥을 연결해야 합니다. 이때 잇몸이 관통되어야 하는데, 잇몸을 관통하는 수술을 2차 수술이라고 합니다.

2차 수술 방법은 크게 2가지가 있습니다.

우선, 잇몸 속에 있는 임플란트의 정확한 위치를 찾고, 단단한 잇몸이 충분하다면 바로 그 자리에 구멍을 뚫는 방법입니다. 임플란트를 찾기 위해 탐침으로 잇몸을 찔러보거나, 임플란트 탐지기를 이용하기도 합니다(사진1).

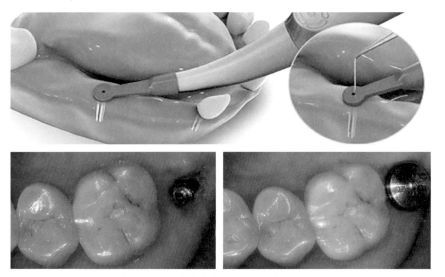

[상단부터 반시계방향으로 사진1, 2, 3]

실제 탐지기와 탐침을 이용해서 임플란트 위치를 확인한 뒤 잇몸을 tissue punch로 뚫은 뒤 힐링어버트먼트를 연결했습니다(사진2, 3). 잇몸을 절개하거나 벌리지 않았기 때문에, 실로 꿰매는 것도 불필요합니다. 조건이 맞는다면 이렇게 2차 수술을 함으로써 통증과 치유시간을 굉장히 많이 줄일 수 있습니다.

두 번째는 마취 후 잇몸을 절개해서 젖힌 뒤 임플란트를 눈으로 확인하는 것입니다.

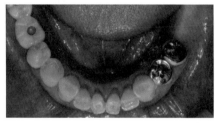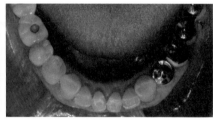

단단한 잇몸이 적어서 이 상태에서 잇몸을 뚫게 되면 움직임이 많은 잇몸만 남게 되어 임플란트 보철 후 잇몸 관리에 용이하지 않기 때문에, 현재 존재하는 단단한 잇몸을 최대한 보존하기 위해 절개한 뒤 힐링어버트먼트를 연결 후 꿰맨 것입니다. 이전의 방법에 비해 통증과 치유기간이 더 커지고, 길어지는 단점이 있습니다.

어떤 방법으로 2차 수술을 하든지 가장 중요하게 생각해야 할 부분은 단단한 잇몸의 양입니다. 단단한 잇몸은 치아에게 있어 갑옷과 같은 존재이기 때문입니다.

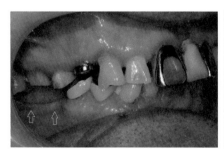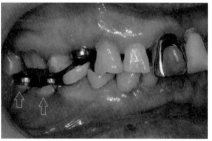

노란 화살표가 단단한 잇몸과 연한 잇몸의 경계를 가리키는데, 앞쪽의 자연치아에 비하면 단단한 잇몸의 양이 적습니다. 그래서 2차 수술을 하면서 단단한 잇몸을

지킵니다.

결과적으로 아래처럼 단단한 잇몸이 임플란트 주변에 존재함으로써 잇몸을 건강하게 유지시켜줄 수 있습니다.

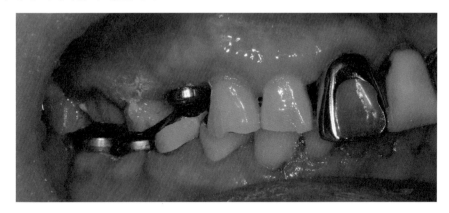

9. 양쪽 임플란트 동시에 하면 안돼?

임플란트 치료를 받으러 치과에 오는 분들 중 상당수가 치료를 미루다 오시는 경우입니다. 여러 이유가 있을 수 있습니다. 임플란트에 대한 두려움, 치료비용에 대한 부담, 임플란트를 하지 않더라도 먹고 지내는 데 큰 지장이 없는 경우도 있습니다.

하지만 치아는 큰 퍼즐과 같아서 한군데가 무너지면 도미노처럼 무너지기 때문에 꼭 미리 치료를 받거나, 퍼즐이 깨지지 않도록 조치를 취해줘야 합니다.

임플란트 치료를 미루다가 여윳돈과 시간이 생겼다고 치과에 오셔서 무조건 양쪽 임플란트를 동시에 치료받고 싶어하는 경우가 있습니다.

1) 좌우 모두 동시에 여러 개 임플란트를 하는 경우

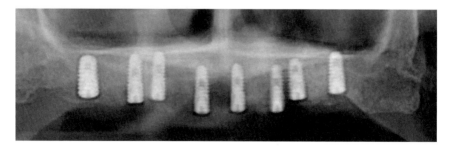

임플란트 치료를 받거나 받지 않거나 식사하기 어려운 것은 동일하기 때문에, 최대한 빨리 임플란트 치료를 마무리하는 게 좋습니다.

2) 좌우 중 한쪽을 먼저 치료하는 경우

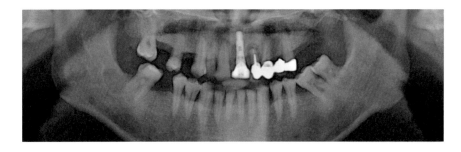

파노라마 사진상에서 오른쪽으로 식사를 편하게 하신다고 하셨기 때문에, 왼쪽 위 아래를 먼저 임플란트 치료를 하고 마무리되면 오른쪽을 시술하기로 계획을 세 웠습니다. 임플란트 치료를 할 때 밥을 못 먹을 정도로 힘들게 시술하지 않아도 될 수 있는 길이 있다면 그 방향대로 치료를 하는 게 좋기 때문입니다.

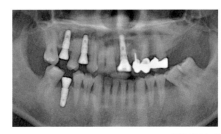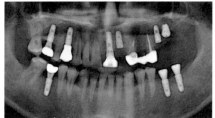

[좌측부터 사진1, 2]

왼쪽 위 아래 임플란트 시술을 먼저 했습니다(사진1). 왼쪽 위 아래 보철치료로 임플란트 치료가 마무리된 뒤 오른쪽 위, 아래 임플란트 시술을 했습니다(사진2).

임플란트 치료받을 때 가장 중요한 건 최대한 덜 불편하고 식사를 잘 하면서 시 술을 받는 것입니다.

3) 양쪽을 한 개씩 임플란트를 하는 경우
양쪽을 동시에 임플란트 시술을 받으면 식사하기가 곤란해집니다. 이런 경우 임 플란트 픽스쳐 식립이 잘되었다고 하더라도 한쪽은 1차 수술과 2차 수술을 동시에 진행하고, 다른 한쪽은 1차 수술만 진행을 해서 한쪽으로는 식사를 자유롭게 할 수 있도록 합니다.

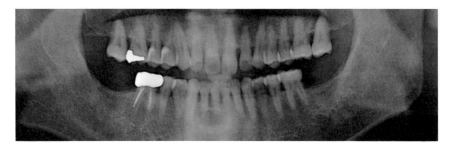

아래 양쪽 끝 어금니가 모두 없는 상태로 치과에 오셨습니다. 최대한 빨리 임플란트 치료가 마무리되길 원하셨고, 파노라마 기준으로 오른쪽 아래 큰 어금니의 치료가 필요했기 때문에, 하루에 양쪽을 다른 방식으로 임플란트 식립을 하였습니다.

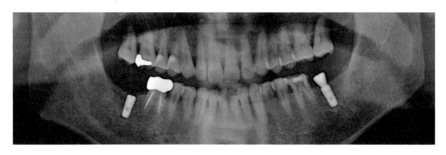

오른쪽은 치유지대주를 연결하는 2차수술까지 동시에 진행을 했고, 왼쪽은 임플란트 픽스쳐 식립 후 다시 잇몸을 꿰맸습니다. 오른쪽은 치유지대주에 힘이 가하면 안 되기 때문에 식사를 하면 안 되고, 왼쪽으로는 식사가 가능한 상태이기 때문에, 치료가 마무리될 때까지 식사를 마음껏 할 수 있습니다.

임플란트 치료가 필요한 경우는 치아가 한 개 또는 여러 개가 이미 상실된 상태입니다. 치아가 없는 상태에서의 불편함보다 임플란트 치료를 할 때 불편함이 더 커진다면 시술이 마무리될 때까지 스트레스를 받을 수 밖에 없습니다. 급하면 급한대로, 시간적인 여유가 있다면 여유가 있는대로 스트레스가 가장 적을 가능성이 큰 방향으로 임플란트 치료를 계획해야 합니다.

10. 빠진 치아개수만큼 모두
임플란트를 하는 것은 아니에요.

어금니보다는 앞니의 경우 빠진 치아만큼 임플란트 시술을 할 때 그 부작용이 훨씬 많을 경우가 있습니다. 그래서 4개 치아가 빠졌더라도 2개만 임플란트 픽스쳐를 식립할 수 있고, 3개 치아가 빠졌더라도 이 역시 2개 임플란트 픽스쳐만 식립할 수 있습니다. 물론 3개의 임플란트 픽스쳐 모두를 식립하는 경우도 있습니다.

1) 4개 치아가 빠졌을 때 2개만 식립하는 경우

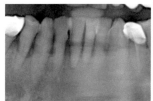 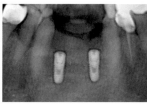 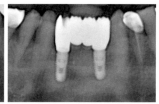

[좌측부터 사진 1, 2, 3]

아래 4개 치아가 흔들려서 모두 발치를 한 뒤 임플란트 2개를 식립하고, 치아는 4개를 만들기로 치료계획을 정했습니다(사진 1). 발치한 날 임플란트를 식립했습니다(사진 2). 보철까지 마무리된 후 엑스레이 사진입니다(사진 3).

빠진 치아 개수만큼 임플란트를 심지 않아도 되는 부분이 있는데, 바로 위에서 언급한 아래 앞니입니다. 아래 앞니는 치아 자체가 작기 때문에 앞치아 모두 발치할 때 임플란트 2개를 심고, 보철은 4개로 하는 게 좋습니다.

2) 3개 치아가 빠졌을 때 2개만 식립하는 경우

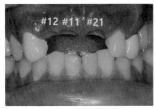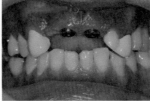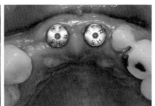

[좌측부터 사진 4, 5, 6]

아래 앞치아를 제외하고는 대부분 빠진 치아 개수만큼 임플란트를 식립해도 큰 단점은 없지만 공간 배분을 고려해야 하는 경우도 있습니다.

3개 치아를 뽑은 뒤의 모습입니다(사진 4). 하지만 #12 공간이 적어서 임플란트를 3개 식립할 때 공간배분상 앞 치아의 모양이 예쁘지 않을 것으로 예상되어 임플란트는 2개만 식립했습니다(사진 5, 6).

보철 후의 모습입니다.

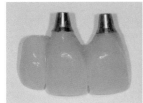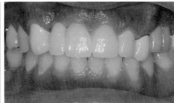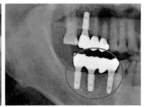

[좌측부터 사진 7, 8, 9]

물론 임플란트가 3개 식립되어도 됩니다. 하지만 임플란트 픽스쳐 사이 거리가 좁아져서 임플란트 관리를 하는 데 어려움이 생길 가능성이 높아지기 때문에 2개만 식립하는 것으로 계획을 세운 것입니다(사진 7, 8).

어금니의 경우에도 4개 치아가 없는 상태에서 임플란트는 3개만 식립하고, 보철은 4개로 만들기도 합니다(사진 9).

3) 빠진 치아 개수만큼 식립하는 경우

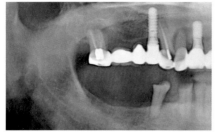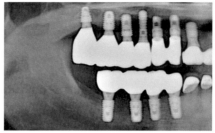

[좌측부터 사진10, 11]

위의 경우들과 다르게 빠진 치아만큼 임플란트 치료를 하기도 합니다.

위, 아래 치아 상태가 좋지 않습니다. 치아개수만큼 임플란트를 식립하기로 계획을 세우고 치료를 모두 마친 뒤의 모습입니다(사진10). 기존에 있던 임플란트는 상태가 좋아서 보철만 교체하면서 치료를 마무리했습니다(사진11).

이처럼 임플란트 식립 개수는 빠진 치아 개수와 다를 수 있습니다. 하지만 기본이 되는 진리는 빠진 치아 위치 각각에 임플란트 대체품이 들어가는 것입니다. 그런데 이처럼 다른 이유는 무엇일까요? 여러 이유가 있을 수 있습니다. 단순하게는 치료 비용 문제가 있을 수 있고, 치조골의 단단한 정도, 대합되는 치아, 치주의 상태, 임플란트 픽스쳐 사이 거리 배분, 인접 치아의 치주 상태 등.

임플란트 식립 개수를 정할 때 정답은 없습니다. 현재 상태에 따라 가장 적합한 치료 해답을 찾아서 치료받는 게 좋겠습니다.

11. 임플란트 시술 후 뼈와 얼마나 단단히 붙었는지 알 수 있는 방법.

예전에는 임플란트 시술을 받은 뒤 치조골이 좋은 상태였다는 전제 하에 위턱뼈는 6개월, 아래턱뼈는 3개월이 지나고 보철을 할 수 있다고 했습니다. 치조골이식을 했다면 이 기간은 더 길어졌습니다. 이렇게 위, 아래 기간을 나눴던 이유는 위턱뼈가 대체적으로 아래턱뼈에 비해 좀 더 약했기 때문입니다. 그리고 기간을 설정한 이유는 6개월, 3개월 지나서 보철을 하니 안정적이었고, 임플란트와 치조골 사이의 골유착이 잘 되었다는 실험 결과가 있었기 때문입니다.

76pg에 나왔던 그래프입니다.

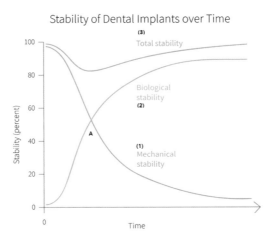

A 지점은 약 임플란트 식립 후 4주가 되는 시점입니다. 그래프에서 (3) total stability가 어느 정도 되어야만 임플란트 보철을 할 수 있다라는 기준은 없습니다. 단순히 2개월이 지났으니 보철을 하겠다느니, 3개월이 지났으니 보철을 하겠다는

것은 순전히 술자의 감에 의존하는 것이고, 이 감이라는 건 너무 추상적이고 비과학적입니다.

스웨덴의 osstell이라는 회사는 이런 부분을 객관화된 수치로 임플란트 보철 시기를 나타낼 수 있는 기술을 개발했습니다. 원리는 임플란트 픽스쳐에 자성을 띤 장치(smartpeg)를 연결한 뒤 osstell의 장비에서 일정주파수의 진동을 이 장치에 전달한 뒤 되돌아오는 주파수 값을 수치화해서 임플란트가 얼만큼 치조골과 골융합이 잘 되었는지를 알려주는 것입니다.

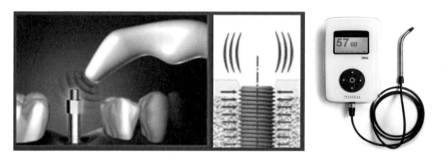

ISQ라는 장비는 전세계적으로 유일하게 단 한 군데 osstell사에서만 판매를 하고 있습니다. 전세계 독점이기 때문에 ISQ 충전기가 61유로(약 8만원)이고, smartpeg mount는 5개 1세트에 105유로(약 14만원)으로 판매가 되고 있습니다. smartpeg mount는 작은 원통형 플라스틱 안에 자석에 붙는 조그만 금속이 있는 것이어서 아이들 장난감같아 보이는데도 1개에 3만원입니다. 결국 기술력의 비용이라고 볼 수 있습니다.

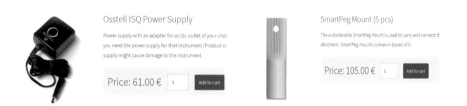

한국에서는 임플란트 제조회사에서 이 제품을 들여와서 각자의 브랜드로 포장해서 판매를 하고 있습니다.

오스템 임플란트의 osstell ISQ, 메가젠 임플란트의 mega ISQ, 디오의 DIO IDX 모두 비슷한 제품입니다(IDX는 ISQ의 업그레이드 버전).

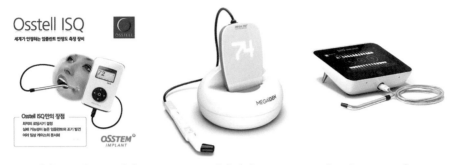

[좌측부터 오스템의 osstell ISQ, 메가젠의 mega ISQ, 디오의 DIO IDX]

네오 임플란트에서는 osstell사의 ISQ와는 다른 방식으로 임플란트 고정도를 측정하는 도구를 만들었는데, 아래와 같습니다. 치유지대주를 톡톡 두드려봐서 임플란트 고정도를 측정하는 방식입니다.

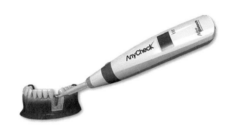

현재까지 자기공명주파분석(RFA) 방식을 사용한 측정 결과를 1~100값으로 나타내주는 osstell 사의 ISQ가 가장 신빙성이 높습니다.

The ISQ scale

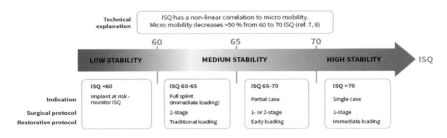

치과에 ISQ장비가 없다고 해서 임플란트 시술이 잘못되는 것은 절대 아닙니다. ISQ를 활용하는 이유는 임플란트 보철을 최대한 단시간에 마무리하기 위해서입니다. 만약 임플란트 식립 후 1년 동안 해외에 갔다가 귀국 후 임플란트 보철을 한다면 ISQ는 무용지물의 장비가 되는 셈입니다. ISQ장비는 치아가 없는 상태에서 최대한 빠른 기간 내에 식사를 제대로 할 수 있게 만들어줄 수 있는 환경을 제공해주는 음식으로 비유하자면 일종의 조미료와 같습니다.

12. 임플란트 치료 도중에 뭔가가 빠졌다면?

임플란트 시술을 받은 뒤 입 안에 임플란트가 빠졌다고 깜짝 놀래서 치과로 전화를 하거나 직접 찾아오시는 경우가 있습니다. 간혹 이걸 먹었다고 하시는 분들도 계십니다. 도대체 어떤 물체일까요? 정말 임플란트일까요?

임플란트 픽스쳐를 식립하는 수술은 크게 2가지로 나뉩니다. 치조골 내에 픽스쳐를 식립한 뒤 잇몸을 다시 원 상태로 덮는 수술과 픽스쳐와 구강 내 사이를 연결할 수 있는 치유지대주(healing abutment)를 연결하고 마무리하는 수술입니다.

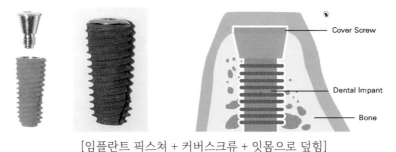

[임플란트 픽스쳐 + 커버스크류 + 잇몸으로 덮힘]

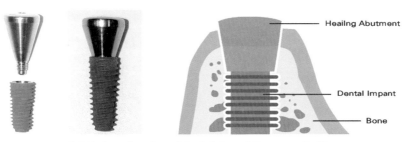

[임플란트 픽스쳐 + 치유지대주 + 잇몸으로 노출됨]

치조골의 골질이 좋고 임플란트의 초기 고정력이 좋으면 치유지대주까지 연결을 하고, 잇몸이 부족하거나, 치조골의 골질이 좋지 않거나, 치조골이식을 많이 시행한 경우 등의 사정이 있을 땐 cover screw로 마무리를 한 뒤 잇몸을 꿰맵니다.

대부분 임플란트 수술 뒤 입 안에 뭔가가 빠졌다면 치유지대주가 풀려서 탈락한 경우가 대부분입니다.

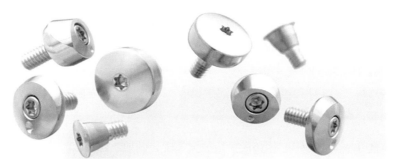

[다양한 모양과 크기의 치유지대주]

치유지대주는 끝이 나사선 모양으로 되어 있어서 임플란트 픽스쳐 속 암나사 부위에 체결이 되는데, 혀나 음식물이 닿으면서 천천히 풀리다가 입 안으로 쏙 빠지는 것입니다. 임플란트 시술 후 입안에 뭔가가 쑥 빠진 게 치유지대주라면 어떻게 해야 할까요?

치유지대주가 빠졌는데, 해외에 있거나 시간을 낼 수가 없다고 하더라도 크게 걱정하지 않아도 됩니다. 사랑니를 뽑고 난 뒤 굉장히 큰 빈 공간이 시간이 지나면서 뼈와 잇몸으로 치유되듯이 치유지대주가 빠져나간 동그란 빈 공간은 금세 잇몸이 자라서 막아버립니다. 하지만 임플란트 픽스쳐 내부의 빈 공간에 이물질이 들어가서 고이게 되고, 이게 염증을 유발하기도 하기 때문에 즉시는 아니더라도 1주일 이내에는 치과에 가서 다시 치유지대주를 연결하거나 아예 cover screw를 연결하는 게 좋습니다.

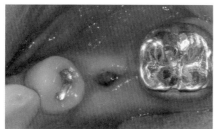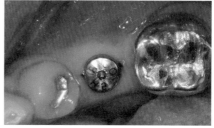

[좌측부터 사진 1, 2]

실제 치유지대주가 3일 전쯤 빠졌다고 치과에 오신 분의 잇몸 모습입니다. 3일 밖에 지나지 않았는데, 치유지대주 원형 모양의 잇몸이 메꿔지고 있습니다(사진 1). 이땐 잇몸을 약간 벌려야했기 때문에 마취를 일부 시행했습니다(사진 2).

또 다른 분도 임플란트가 빠졌다고 화를 내시면서 치과에 오셨는데, 임플란트 시술 직후 파노라마 사진은 아래와 같았습니다.

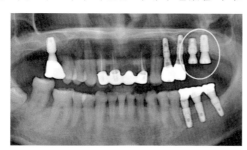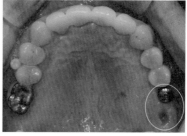

분명히 임플란트 픽스쳐와 치유지대주가 연결되어 있었는데, 구강 내를 보니 치유지대주 하나가 보이지 않았습니다. 이때도 마취를 하고 다시 치유지대주를 연결해드렸습니다.

이처럼 임플란트 픽스쳐 식립과 동시에 치유지대주를 연결할 경우 간혹 치유지대주가 풀려서 빠지는 경우가 있습니다. 만약 임플란트 수술 후 입 안에 뭔가가 수술 부위에서 나왔는데, 나사모양이 아니라 원뿔 모양이라면 너무 걱정하지 않으셔도 됩니다.

1. 임플란트가
좋아하는 뼈는?

임플란트가 좋아하는 뼈는 뼈세포가 가장 적당한, 즉 건강한 뼈입니다. 너무 포괄적이죠? 건강한 뼈란 어떤 뼈일까요?

뼈의 단면을 보면 피질골(compact bone)이 바깥을 구성하고, 해면골(red marrow)이 안쪽을 구성합니다. 그리고 해면골은 그물(trabeculae)과 같은 모양으로 구성되어 있습니다. 물론 해면골 내부에는 혈관(blood vessels)과 신경(nerve)이 위치하고 있습니다.

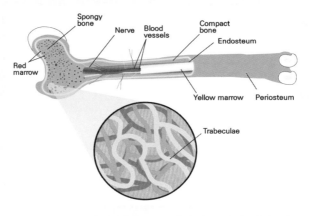

피질골과 해면골이 어떤 정도의 비율로 구성되었는지에 따라 치조골은 크게 4가지로 나뉩니다. D1, D2, D3, D4.

치조골질에 따른 분류인데, D1은 나무처럼 딱딱해서 뼈에 구멍을 내도 피가 거의 나오지 않는 뼈입니다. D4는 스폰지와 같아서 뼈에 구멍을 내려고 하면 기구가 뼈 속으로 쑤~욱 들어가버릴 정도로 푸석푸석한 뼈입니다. D1과 D4 모두 임플란트를 하기엔 좋지 않은 뼈입니다. 치조골 분류를 도식화하면 아래 그림과 같습니다.

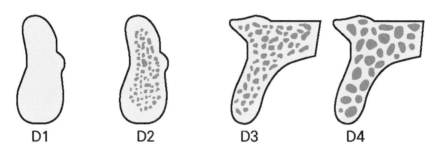

D1은 해면골이 거의 없고, D4로 갈수록 치밀골이 거의 없는 상태입니다. 임플란트를 성공적으로 시술하기 위해서는 임플란트 픽스쳐와 뼈 사이에서 파골, 조골 반응이 나타나 결과적으로 골융합이 되어야 하기 때문에 적당한 해면골이 있어야 하고, 동시에 임플란트 시술 후 외부의 자극에 대한 저항을 하기 위해서 또는 초기 임플란트 픽스쳐의 고정력 증진을 위해서는 적당한 치밀골이 있어야 합니다. 이런 이유 때문에 임플란트를 하기에 D2나 D3 bone이 좋습니다.

하지만 실제로 D1 bone의 경우 임플란트 픽스쳐 식립 전 뼈에 구멍을 만드는 과정에서 너무 단단해서 드릴과 뼈 사이에 과열이 된다는 단점을 제외하고는 임플란트 식립하는 것 자체로는 D4보다 조건이 나은 편입니다.

D4는 외형만 뼈이기 때문에 임플란트 픽스쳐 식립 자체를 못하는 경우도 있습니다. 분명히 뼈에 구멍을 뚫고 구멍 주변 뼈를 밀면서 밀도를 증가시키는 과정을 거쳤음에도 불구하고 임플란트 픽스쳐를 심을 때 나사 모양의 픽스쳐가 헛돌기도 합니다. 이런 경우 좀 더 사이즈가 큰 임플란트 픽스쳐를 심는데, 이것마저 실패하는 경우가 있습니다.

뼈는 일단 단단한 게 좋습니다.

운동을 하는 것도 중요하지만 뼈 성분 중 하나인 칼슘을 꾸준히 보충하는 게 좋습니다. 하지만 칼슘의 흡수율이 성인의 경우 30%까지 떨어지기 때문에, 먹는 걸로 끝나면 안됩니다. 칼슘의 흡수율을 높여줘야 합니다. 가장 좋고 간편한 방법은 뼈를 단단하게 해주면서 동시에 칼슘의 흡수를 높여주는 비타민 D를 섭취하는 방법입니다.

비타민 D는 햇볕을 쬐어야 몸에서 생성이 되고, 음식물 섭취만으로 하루 권장량인 400IU(10 ug)을 충족하기엔 너무 어렵습니다. 예를 들어 등푸른 생선엔 비타민 D가 많지만 이외의 음식의 경우 우유라면 3.3리터, 달걀은 10알 정도를 매일 먹어야 400IU를 섭취할 수 있습니다. 하버드 공중보건대학원에서조차 먹는 음식만으로 비타민D를 섭취하기엔 무리가 있기 때문에 따로 섭취하는 것을 권장하고 있습니다.

매일 바깥에서 일을 하면서 햇볕을 많이 보는 직업 즉 농부, 어부들조차 혈중 비타민D 농도가 정상치인 30ng/mL 미만이라는 결과가 있으며, 한국인들 90%가 비타민 D 부족 상태이기 때문에, 특히 임플란트 시술이 필요한 사람이라면 칼슘과 비타민 D의 복용은 필수입니다. 이런 이유로 칼슘 단독이거나 비타민 D 단독 제품보다는 칼슘, 비타민 D 복합제제를 복용하는 게 좋습니다.

그리고 뼈가 약해지는 지름길이 되는 행위는 절대로 해서는 안됩니다. 즉 짜지 않게 먹는 것입니다.

짜다는 말은 염분이 많이 들어있다는 것이고, 이 염분이 소변으로 배출될 때 염분만 나가는 게 아니라 몸 속 칼슘도 함께 배출을 시키기 때문에 섭취한 칼슘이 뼈 생성에 이용되기 전에 사라지게 되어 뼈가 약해질 가능성이 높습니다. 그리고 칼슘의 흡수를 도와주는 비타민 D와는 정 반대의 일을 하는 성분도 있으니 바로 카페인입니다. 하지만 카페인은 칼슘 흡수 저해라는 작용과 반대로 이점 역시 많기 때문에 일단 칼슘은 충분히 먹는 게 좋습니다.

2. 뼈이식이란
어떤 걸 말하는 걸까?

치아가 상실되는 순간부터 치아를 감싸고 있던 치조골은 천천히 흡수되기 시작합니다. 치아가 존재해있던 위치나, 개개인의 특성으로 인해 치조골의 흡수양상은 조금씩 다르지만 큰 방향은 동일합니다.

치아가 빠지면 치조골의 높이와 폭 모두 줄어듭니다. 그래서 임플란트 시술을 하기 위해서는 사라져버린 치조골만큼 뼈를 만들어줘야 합니다. 간혹 뼈를 재생하기 어려운 경우 현재의 상태에서 임플란트 치료를 하기도 합니다. 하지만 임플란트 치료시 안정성을 위해 치조골은 많은 게 좋습니다.

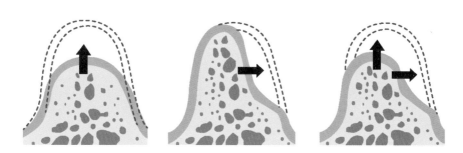

위 아래 높이가 감소했다면 높이를 증가시키는 치조골이식을, 폭이 감소했다면 폭을 증가시키는 치조골이식을, 높이와 폭 모두가 감소했다면 높이와 폭 모두를 증가시키는 치조골이식을 합니다. 치조골이식을 한 뒤 임플란트 시술을 하거나, 치조골이식을 하면서 임플란트 시술을 합니다.

치조골이식을 하는 이유는 단순해보이지만, 각 시술별 난이도는 상당히 차이가 납니다. 또한 치조골이식을 할 때 사용하는 골이식재 역시 다양합니다. 사람 뼈, 소 뼈, 말 뼈, 합성골, 내 치아, BMP 등. 다음 장에서는 골이식재들에 대해 알아보도록 하겠습니다.

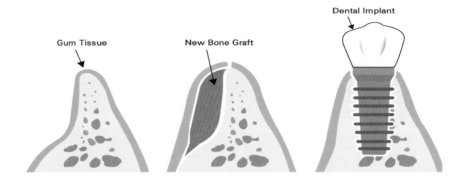

3. 뼈이식할 때 내 몸 안에 들어가는 건 무엇일까?

뼈이식을 하면서 치조골의 부피를 증가시켜 임플란트 시술을 합니다. 내 몸 안에 들어가는 뼈이식재는 어떤 게 있을까요?

크게 네 종류로 나눠볼 수 있습니다.

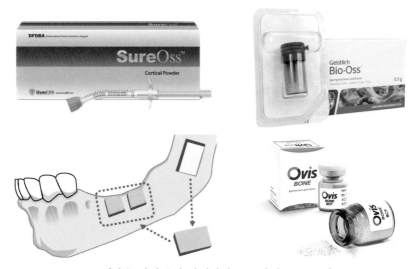

[좌측 상단부터 시계방향으로 사진1, 2, 3, 4]

첫 번째, 사람의 뼈입니다 (사진1).

두 번째, 소 뼈입니다 (사진2).

세 번째, 합성해서 만든 인공 뼈입니다 (사진3).

네 번째, 내 뼈입니다 (사진4).

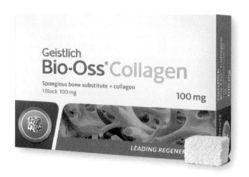

위의 뼈 이식재들 중 내 뼈를 일부 잘라내어 사용하는 방법을 제외하고는 대부분 가루 형태의 뼈이식재입니다. 가루이기 때문에 뼈이식 시술할 때 가루들이 이곳저 곳으로 흩어지는 경우가 종종 발생합니다. 그래서 주사위 같이 뼈이식재를 만들어 우리 몸에 넣기도 합니다.

이 외에도 여러 회사의 여러 뼈이식재가 있습니다. 어떤 뼈이식재를 사용하느냐 는 시술 위치, 시술 범위 등에 따라, 그리고 치과의사마다 차이가 있습니다.

그런데 내 몸 안에 들어간 가루들이 정말 내 뼈가 되는 것일까요?

아닙니다. 이 가루들은 내 몸 속 조골세포(osteoblast)가 뼈를 생성할 수 있도록 공간을 만들어주는 역할을 합니다. 조골세포가 뼈를 만들면 이 가루들은 내 뼈 사 이에 그대로 존재하거나 흡수가 됩니다. 결국, 뼈 이식에서 가장 중요한 부분은 '조 골세포의 활동을 어떤 골이식재가 가장 활성화시키느냐'라고 해도 과언이 아닙니 다.

그런데 위의 뼈이식재들의 단점이 있습니다. 사람 뼈는 어떤 사람의 뼈인지를 모 른다는 것입니다. 물론 검사를 걸쳐서 시중에 시판이 되는 상품이지만, 결국 죽은 누군가의 뼈입니다. 유전정보를 모두 제거한 상태이지만 조금 꺼림직한 건 사실입 니다.

소 뼈는 가공방법에 따라 뼈이식재로서의 기능에서 큰 차이를 보입니다. 또한 소 뼈 중 피질골과 해면골 중 어느 부분을 많이 사용했는지에 따라서도 큰 차이를 보입니다.

합성골은 인공으로 만든 뼈로, 면역학적으로는 가장 안전하다고 볼 수 있고, 우리 몸에서 잘 흡수가 되지 않기 때문에 치조골의 부피를 유지하는 데 효과적이지만, 흡수가 되지 않는다는 점에서 생성되는 새로운 뼈의 부피가 위 두 가지에 비해 줄어들 수 밖에 없습니다.

자가골은 내 뼈 중 일부를 떼어내는 것이기 때문에, 광범위한 상처가 납니다. 그만큼 시술 후 통증이 많다는 의미입니다. 또한 장기적으로 봤을 때 치조골흡수가 더 잘될 수 있는 경향을 가진다는 발표도 있습니다.

이런 단점들을 최소화하기 위한 여러 방법들이 개발되어, 임상에 적용되고 있습니다.

다음 장에서는 현재 가장 예지성있는 치조골이식에 대해 알아보겠습니다.

4. 내 치아로 발치 당일
안전하게 뼈이식하자!

여러 뼈 이식재가 있습니다. 그 중에서 현재까지 가장 좋은 뼈이식재는 바로 내 입 안에서 뽑힌 내 치아입니다. 내 치아를 이용한 뼈이식! 무엇이 좋을까요?

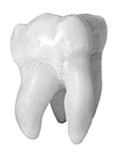

내 치아를 이용해서 만들어진 뼈의 강도가 다른 재료로 만들어진 뼈보다 높습니다. 또한 내 몸의 일부였기 때문에 인체 거부반응이나 유전적 감염 등의 위험이 없습니다. 자가치아이식은 시술 결과가 훌륭하기 때문에 몇 개의 회사에서 치아를 뼈이식재로 가공하는 일을 하고 있습니다.

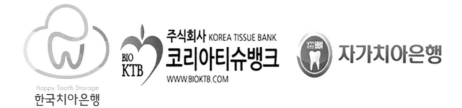

치아를 이 회사로 보내고 가공된 치아뼈이식재를 다시 받기까지 대략 7~10일 정도가 소요됩니다. 이런 점 때문에 애로사항이 하나 있습니다.

발치를 한 뒤 충분히 기다렸다가 임플란트를 하는 게 좋은 상황이라면 자가치아가공을 하는데 시간이 소요되더라도 상관이 없지만, 발치를 한 뒤 바로 임플란트를 하는 게 여러 이유 때문에 좋을 땐 내 치아로 뼈이식을 못하게 됩니다.

하지만 치과에서 직접 자가치아를 가공할 수 있다면 어떨까요?

치과 내에 자가치아가공장비를 구비하면 초기 시설투자비용이 들고, 직접 치아를 가공해야 하기 때문에 인력과 시간이 소요되지만, 2시간도 안 되는 시간 내에 내 치아 뼈이식재를 만들 수 있습니다.

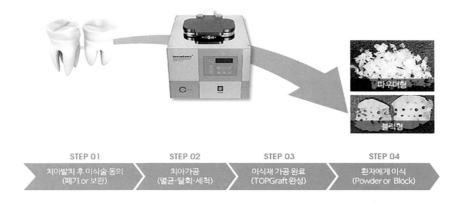

시술받아야 할 부위의 양상에 따라 어떤 경우엔 가루 형태로, 어떤 경우엔 블록 형태로 가공을 할 수 있고, 오전에 치아를 뽑은 뒤 점심 식사 후 내 치아 뼈이식재로 임플란트 시술까지 하루 만에 가능합니다.

치아를 뽑기 위해서 치과에 한 번 가야 하고, 임플란트를 하기 위해 연차까지 내면서 치과에 또 한 번 가야 하는 번거로움을 줄일 수 있고, 발치 즉시 임플란트 시술의 장점도 살릴 수 있습니다.

하지만 내 치아를 이용하고 싶더라도 치아 자체가 많이 썩어버리고 부식이 되었다면 사용을 할 수 없기 때문에, 아쉬운 부분이 있습니다. 이럴 땐 사랑니를 빼서 사용하기도 합니다(치아 읽어주는 남자 1권 140pg 참고).

5. 내 치아 골이식재의
가장 좋은 친구인 BMP.

뼈이식을 하는 가장 일반적인 방법은 뼈이식이 필요한 공간에 뼈이식재를 채워 넣은 뒤 잇몸으로 덮기 전에 잇몸 세포가 뼈이식재 안으로 들어가는 것을 막아주는 방어막인 차폐막으로 뼈이식재를 덮어주는 것입니다.

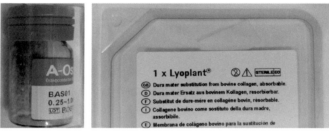

[일반적인 가루 형태의 뼈이식재와 뼈이식재와 잇몸 사이를 분리시켜주는 차폐막]

그런데 BMP(Bone morphogenetic protein)가 왜 골이식재의 가장 좋은 친구일까요? BMP는 단백질입니다. 인체 내 성장인자(단백질)인데, 소아는 몸에서 자체적으로 생성하지만, 성인이 되면 BMP가 생성되지 않습니다. BMP는 인체 내 줄기세포가 뼈와 잇몸조직으로 빨리 분화되도록 자극을 주는데, 이런 이유 때문에 골이식재의 가장 좋은 친구인 것입니다.

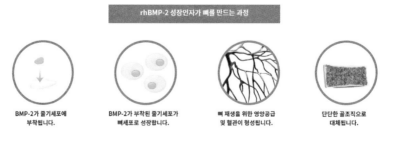

현재 우리나라에서는 코웰메디 회사에서 대한민국 기업 최초로 재조합 제2형 인간골형성단백질(rhBMP-2)을 개발해서 시판하고 있으며, 저자인 본인도 뼈이식을 할 때 BMP를 사용 중인데 뼈이식 효과에서 차이가 납니다.

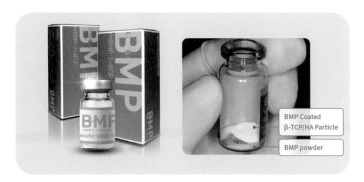

코웰메디에서 시판 중인 BMP 뼈이식재에는 합성골과 BMP 파우더가 들어있는데, 합성골보다는 자가치아 뼈이식재를 BMP와 동시에 사용할 때 뼈이식 효과가 가장 좋은 것으로 보입니다.

골세포에서 골아세포를 증식시키고, 진피에서는 섬유아세포를, 피부에서는 Keranocyte를 증식시키는 BMP는 골이식재료의 가장 좋은 친구입니다.

6. 상악동 수술은
어떤 수술일까?

상악동은 코의 양쪽 광대뼈 안쪽에 있는 상당히 큰 빈 공간입니다.

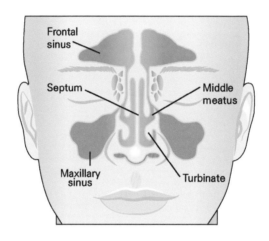

위 그림에서 Maxillary sinus가 상악동입니다.

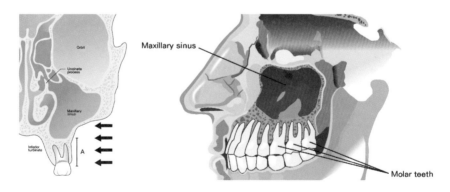

　단면에서 보면 상악동 아래에 치조골이 약간 돌출되어 있고, 이 위치에 큰 어금
니가 맹출해 있습니다. 치과에서 흔히 촬영하는 파노라마는 화살표 방향으로 엑스
레이를 조사해서 만들어진 이미지입니다. 상악동과 관련해서 파노라마에서 1차적

으로 살펴보는 부분이 바로 A입니다. 상악동 아래부터 입안까지 치조골이 얼마나 존재하는지를 측정합니다. A 가 굉장히 긴 사람도 있고, 굉장히 짧은 사람도 있습니다.

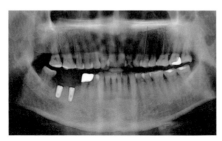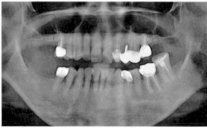

[좌측부터 사진 1, 2]

상악동 하연에서부터 아래까지 치조골의 길이기 굉장히 깁니다. 약 15mm 정도로 예상됩니다(사진 1). 반면에 사진 2는 반대입니다. 치조골의 길이가 굉장히 얇은 곳은 1mm 정도이고, 아무리 두꺼워도 5mm 정도밖에 되지 않아 보입니다.

후자의 경우에 임플란트를 이 상태에서 식립한다면 임플란트 픽스쳐는 상악동 내부로 돌출될 것이고, 심한 경우 상악동 안으로 빠져버릴 수도 있습니다.

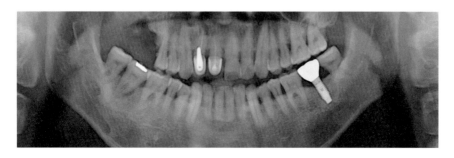

임플란트 픽스쳐는 주변이 모두 치조골로 둘러싸여 있어야 가장 안정적이기 때문에, 상악동이 너무 크거나, 상악동 아래의 치조골이 얇은 경우 상악동 거상술을 통해 치조골의 폭을 증가시키는 시술이 임플란트 시술과 함께 이루어지거나, 미리 이루어져야 합니다.

상악동 거상술의 종류

상악동이라는 커다란 공간 외벽에는 상악동 막이 있고, 이 막 아래에 뼈가 있습니다. 막을 살살 들어올려서 뼈와 분리를 시키고, 분리되어 생긴 빈 공간에 뼈이식재나 CGF 등을 넣는 술식이 상악동 거상술인데, 크게 두 방향에서 접근을 합니다.

첫 번째, 임플란트가 식립될 위치에서 상악동 쪽으로 구멍을 만든 뒤 뼈이식재를 넣는 방법입니다.

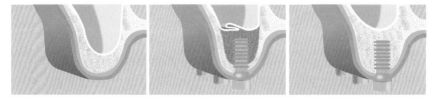

두 번째, 상악동의 옆면에 구멍을 만든 뒤 뼈이식재를 넣는 방법입니다.

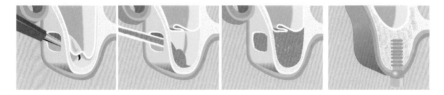

두 번째 방법의 경우는 골이식재를 많은 공간에 한꺼번에 넣을 수 있는 장점이 있는 반면에 많은 통증과 출혈을 유발하기 때문에 최근에는 최대한 첫 번째 방법을 이용해서 치조골이식을 하고 있는 추세입니다.

이렇게 상악동 거상술을 동반한 임플란트 시술을 하면 아래와 같습니다.

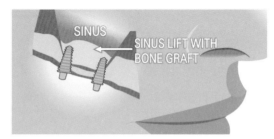

파노라마 사진 상에서는 아래처럼 보입니다.

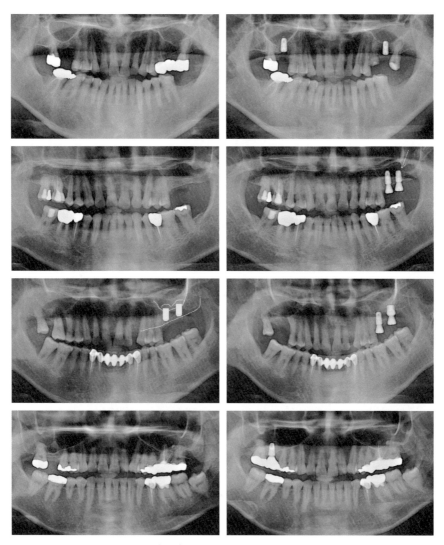

[상악동 거상술 전후 비교]

7. 임플란트
시술 전 피를 뽑는다?

　뼈가 부족한 상태에서 임플란트 시술이 성공하기 위해서는 성공적인 뼈 생성이 필수입니다. 뼈의 생성을 도와주기 위해 성인에게는 더 이상 저절로 생성되지 않는 BMP를 뼈이식재에 섞어서 치조골 이식을 합니다. 이외에도 내 피에서 추출한 CGF(Concentrated Growth Factor)를 이용합니다.

　치과에서 CGF 어떻게 만들어질까요?

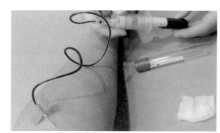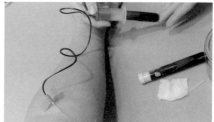

(1) 채혈을 합니다.

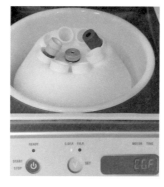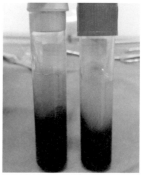

(2) 원심분리기로 추출을 시작합니다. 오른쪽은 원심분리 후의 모습입니다.

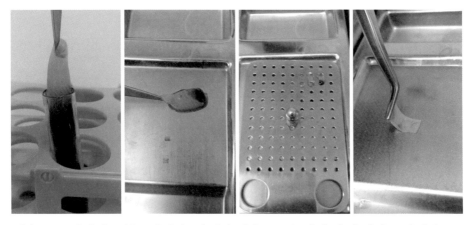

(3) CGF 덩어리를 확보합니다. 차폐막 대용으로 눌러서 얇게 펴기도 합니다.

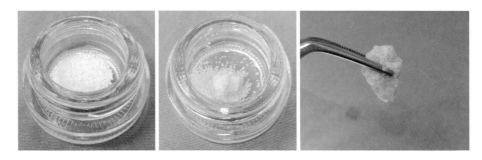

(4) 가루 형태 뼈이식재를 덩어리로 만들어 줍니다.

CGF를 이용할 수 있는 임플란트 시술 사례는 다양합니다. 임플란트 시술을 받기 전 채혈을 해야 만들 수 있지만 내 몸에서 추출했기 때문에 염증 반응이 거의 제로에 가깝고 뼈 생성을 도와주어 임플란트 시술 성공률을 한 번 더 높일 수 있는 좋은 시술 방법입니다.

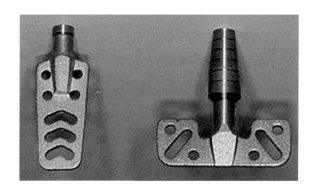

임플란트는 역사의 흐름과 함께 모양의 변화가 있었습니다. 위의 사진은 실제 입 안에 들어가는 임플란트의 모습입니다. 이 임플란트에 보철을 연결하면 아래와 같 은 결과가 나옵니다(사진1, 2).

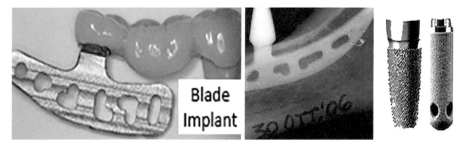

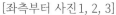

[좌측부터 사진1, 2, 3]

또한 현재와 비슷하지만 나사선 모양이 아니라 원통형인 경우도 있었습니다. 현 재에 비해 임플란트의 성공률이 낮았을 수는 있지만 뼈와 유착이 되어 임플란트 보철까지 치료가 마무리되었습니다(사진3).

하지만 현재의 임플란트 모양은 여러 임플란트 회사가 있지만 큰 줄기에서는 모두 동일합니다. 바로 나사못과 같은 형태를 가지고 있습니다.

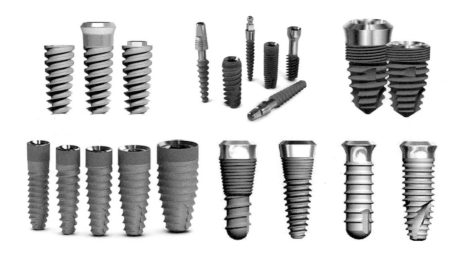

현재의 이런 나사못 형태의 임플란트 픽스쳐가 대세인 이유는 치조골에 임플란트를 식립할 때 초기 고정을 잘 얻기 위해서입니다. 임플란트가 뼈와 완전히 붙기 전에 흔들림이 있으면 유착이 잘되지 않기 때문입니다.

그렇다면 단단한 티타늄 임플란트와 단단한 인간의 뼈가 붙는 원리는 어떻게 될까요? 플라스틱과 플라스틱을 서로 붙이려고 할 때 어떻게 할까요? 여러 방법이 있겠지만 열가소성 재료라면 두 개의 플라스틱의 한쪽면을 열을 가해서 부드럽게 만든 뒤 서로 붙여놓으면 플라스틱이 서로 이어지겠죠? 임플란트와 뼈도 비슷한 원리입니다.

뼈에는 파골세포와 조골세포라는 굉장히 중요한 세포가 있는데, 파골세포는 말 그대로 뼈를 파괴하는 세포, 조골세포는 뼈를 만드는 세포입니다. 임플란트에 접촉한 뼈에서는 파골세포가 활성화되면서 임플란트 주변 뼈가 녹게 됩니다. 그러면서 동시에 조골세포가 활성화되면서 임플란트 픽스쳐와 뼈가 한 몸이 됩니다.

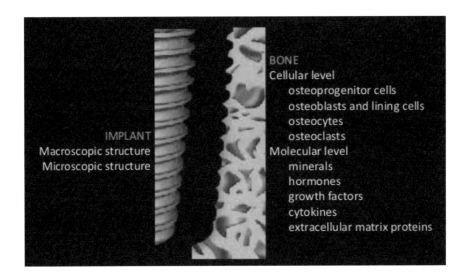

약간 과장해서 임플란트와 뼈 사이를 그려보면 위 그림처럼 파골세포에 의해 큰 공간이 생깁니다. 동시에 조골세포가 역할을 합니다.

임플란트 서두르지 마세요! 임플란트는 우리 치아를 잃어버리고 난 뒤 그 부위를 대체해줄 수 있는 너무 좋은 치료방법입니다. 하지만 최대한 빨리 해달라고 말씀하는 분들이 계십니다. 하지만 현재까지의 기술로는 아무리 빨리 하더라도 1달은 지나야 합니다. 우리 몸이 그렇습니다. 미래엔 어떤 새로운 방식의 기술이 나올지 모르지만 현재까진 그렇습니다. 임플란트 시술할 때 서두르는 것은 플라스틱끼리 연결할 때 열로 연화된 플라스틱 면에 모래가루를 뿌리는 것과 비슷합니다.

1. 본을 뜰 때 사진이나
동영상을 찍는다고?

치과에서 본을 뜰 땐 껌 같은 인상재를 틀 안에 넣고 입 안에 집어넣은 뒤 몇 분이 지나고 인상재가 굳은면 틀을 제거합니다.

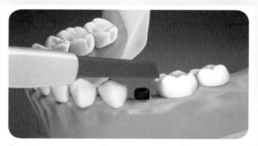

Intra oral scanning

하지만 이런 방식이 아니라 촬영을 해서 본을 뜨기도 합니다. 치과에서는 '스캔한다'고 말을 하는데, 모형 상에서 어떤 방식인지 알아보겠습니다(124pg 참고).

(1) 임플란트의 치유지대주가 연결되어 있는 모습입니다.

(2) 치유지대주를 제거하고 스캔바디를 임플란트 연결합니다.

(3) 스캔바디를 스캐너로 스캔을 시작합니다.

(4) 스캐너가 스캔을 하는 모습 그대로 모니터에 형태가 완성되어 갑니다.

(5) 스캔 데이터를 기공소로 보내고, 기공소에서는 이 데이터로 헤리 보철 기공물을 제작, 치과로 배송합니다.

(6) 환자 구강 내에 나사로 연결합니다.

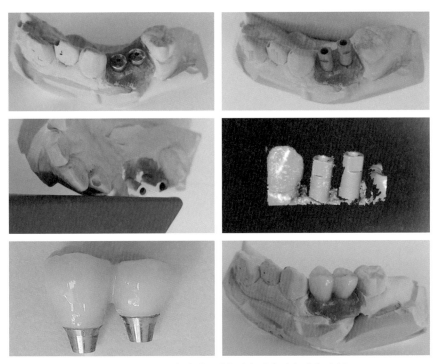

[좌측 상단부터 차례대로 (1), (2), (3), (4), (5), (6)]

예전에 비해 스캔하는 장비와 소프트웨어가 발달되면서 이런 시스템을 사용하는 치과가 늘어나고 있습니다. 하지만 기존 방식처럼 본을 채득하는 것과 비교해서 정확도에서 큰 차이가 나지 않습니다. 대신 스캐너를 이용해서 본을 채득하면 인상재가 얼굴에 묻거나 간혹 옷에 묻는 일이 없어지며, 임플란트 본을 뜰 때 특히 제일 안쪽 큰 어금니 본을 뜰 때 입을 계속 크게 벌려야 하는 고통이 사라지는 점, 그리고 소요시간이 짧다는 점에서 이점이 많습니다.

본을 뜨는 여러 방법 중 하나인 스캐너가 점점 대세가 되고 있습니다.

2. 수많은 임플란트 보철 종류 중 어떤 게 좋을까?

임플란트 보철 방식은 다양한데, 잇몸 관리 기준으로 볼 때 크게 두 가지로 나누어 생각할 수 있습니다. 잇몸 안쪽에 타이타늄 금속이 위치하는지, 지르코니아가 위치하는지 입니다.

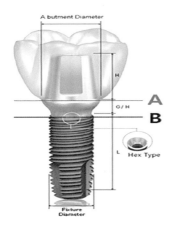

첫 번째, 잇몸 안쪽에 금속이 위치하는 경우입니다. B라인 아래는 뼈와 임플란트 픽스쳐입니다. A는 잇몸의 위치입니다. 즉 A와 B 사이에 잇몸이 있는 것입니다. 만약 A 잇몸이 약간 내려앉으면 아래와 같은 현상이 나타납니다.

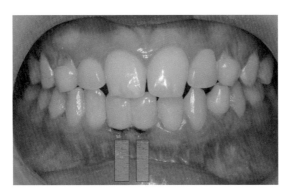

A와 B 사이에 있는 금속이 비춰보입니다.

이미 만들어진 기둥 즉 기성 어버트먼트가 아니라 맞춤형(custom) 어버트먼트도 있습니다.

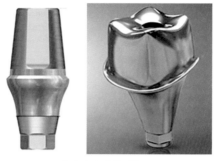

[기성 / 맞춤형]

기성 어버트먼트는 단면이 원형이며, 두께와 길이만 차이가 있는 반면에, 맞춤형 어버트먼트는 치아의 외형에 따라 기둥의 모양을 제작하기 때문에 자연치아의 외형과 좀 더 유사하게 만들 수 있는 장점이 있습니다. 하지만 위의 두 가지 모두 잇몸바로 아래엔 금속이 닿는다는 점에서 동일합니다. 보철적인 모양 면에서 다를 뿐이고, 잇몸 관리 입장에서 큰 차이는 없습니다.

두 번째, 잇몸 안쪽에 지르코니아가 위치하는 경우입니다.

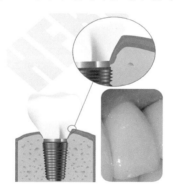

지르코니아는 치태가 잘 부착되지 않기 때문에 오염의 가능성이 현저히 줄어듭니다. 그리고 잇몸이 퇴축되더라도 잇몸 속에는 치아색상의 지르코니아가 있기 때문에 금속이 비춰보이지 않아 심미적으로 우수합니다.

지르코니아라는 재료가 개발되기 전에는 이런 치료가 불가능했습니다. 세라믹 자체는 강도가 약해서 잇몸 속까지 세라믹만으로 모두 채울 수 없었기 때문입니다. 지르코니아 재료의 개발과 지속적인 발전으로 잇몸 친화적인 임플란트 보철이 가능하게 된 것입니다. 잇몸이 닿는 부위를 지르코니아로 한 보철방식 중 제가 사용하는 방식은 헤리보철입니다.

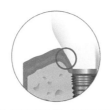

※잇몸과 인공치아가 닿는 부위도 세라믹이기 때문에 잇몸에 부담이 덜 되고 치석이 끼지 않습니다.

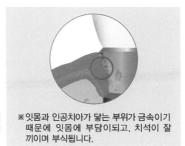

※잇몸과 인공치아가 닿는 부위가 금속이기 때문에 잇몸에 부담이 되고, 치석이 잘 끼며 부식됩니다.

잇몸과 닿는 부위가 지르코니아 세라믹인 경우와 금속인 경우 차이는 극명합니다. 위, 아래 임플란트를 각각 다른 보철방식으로 하신 분의 엑스레이 사진입니다.

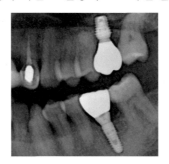

지르코니아는 방사선 불투과성이기 때문에 엑스레이 사진에서 하얗게 보이는데, 위쪽 임플란트 보철이 헤리방식의 보철이고, 아래쪽 임플란트 보철은 일반적인 보철입니다.

임플란트의 수명은 잇몸 염증 발현 여부에 따라 달라집니다. 잇몸 염증이 생기기 시작하면 수명은 그만큼 짧아질 수 밖에 없습니다. 헤리 보철과 같이 잇몸에 금속이 아니라 지르코니아가 닿게 만드는 것은 잇몸 염증을 최소화하려는 노력 중 하나이며, 결국 임플란트를 오랫동안 사용할 수 있는 방법이기도 합니다.

3. 임플란트 보철,
접착제로 붙일까?
나사로 조일까?

대부분의 임플란트는 3개의 부품으로 이루어져있습니다.

(1) 뿌리 역할을 하는 임플란트 픽스쳐

(2) 치아 역할을 하는 임플란트 보철

(3) 픽스쳐와 보철을 연결해주는 기둥

임플란트 보철인데, 서로 다른 방식의 보철이 있습니다.

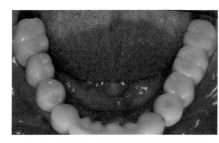 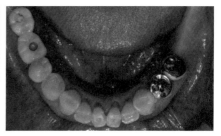

[(좌)A / (우)B]

A는 전체가 임플란트 보철입니다. B는 왼쪽 위쪽 2개 보철이 임플란트입니다. 개수의 차이 이외에 또 다른 차이점이 보이시나요? A는 보철의 씹는 면이 자연치아 같은 반면에 B는 씹는 면에 구멍이 있습니다.

A와 B의 보철 방식을 도식화하면 사진1, 2와 같습니다.

A의 임플란트 보철은 사진1처럼 일반 치아 보철과 유사하게 접착제로 붙인 것입니다.

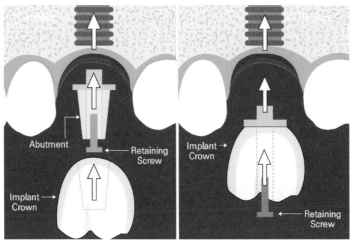

[좌측부터 사진1, 2]

접착제를 이용했기 때문에 보철을 잠시 제거해야할 때 어쩔 수 없이 보철을 갈아내야 합니다. 이 보철을 다시 사용할 수는 없습니다. 그래서 임플란트 보철은 항상 손쉽게 제거를 할 수 있도록 제작, 부착이 되는 게 좋습니다.

B는 임플란트 픽스쳐가 있는 상태에서 보철을 조그마한 나사를 조이면서 고정시키는 것입니다(사진2, 3). 이런 방식으로 임플란트 보철을 하면 씹는면(교합면)에 구멍이 뚫립니다(사진4).

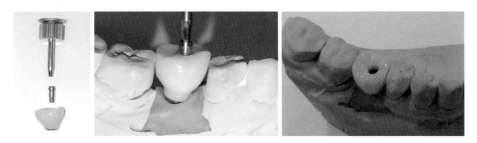

[좌측부터 사진2, 3, 4]

사진4의 구멍을 치아색상으로 메꾸면 치료가 끝납니다. 혹시 임플란트에 문제가 생기거나 음식물이 끼거나, 일부 파절이 되었다면 구멍을 메꾸고 있던 치아색상재

료를 제거하고 나사를 풀어서 수정한 뒤 다시 나사를 조여서 위치시키면 됩니다.

실제 사례를 보여드리겠습니다.

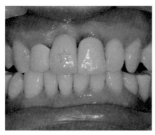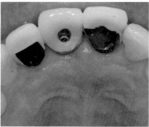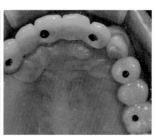

[좌측부터 사진5, 6, 7]

사진5의 별표시된 치아가 임플란트 보철입니다. 뒤쪽에서 보면 사진6과 같이 구멍이 뚫려있습니다. 양 옆 보철은 문제가 발생시 모두 갈아내야 하지만 임플란트 보철은 구멍에 나사를 넣어 돌리기만 하면 제거가 됩니다. 앞니 뿐만 아니라 어금니 역시 이와 동일하게 임플란트 보철을 합니다(사진7).

임플란트 치료가 끝나면서 모든 치료가 끝나는 게 아닙니다. 끝이면서 동시에 임플란트 관리 치료가 시작됩니다. 관리 치료의 시작은 임플란트 보철을 언제든지 제거해서 소독, 수정할 수 있는 환경을 만드는 것입니다.

4. 임플란트 보철을 나사로 연결할 때 어느 정도의 힘으로 돌리는 것일까?

일반적인 치아 보철이 치아에 접착제를 이용해서 부착되는 것과 다르게, 임플란트 보철은 치조골 내에 식립된 임플란트 픽스쳐의 안쪽 암나사 부위에 나사를 연결해서 고정을 합니다.

임플란트 보철을 연결해주는 조그마한 나사가 굉장히 중요한 가교역할을 하는 것입니다.

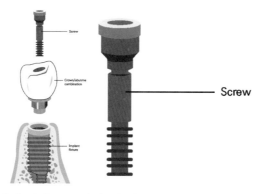

하지만 이 조그마한 나사를 손가락 힘 만으로 돌린다면 식사를 하는 동안 너무나 쉽게 풀려버립니다. 나사를 손으로 돌리는 힘에 비해 씹는 힘이 몇 배 이상 세기 때문입니다. 그렇다면 이런 나사는 어느 정도의 힘으로 꽉 조이는 것일까요?

대개 사람이 손가락으로 가장 세게 조이는 힘이 3~5 Ncm정도입니다. 임플란트 보철을 연결할 때 나사를 조이는 힘은 대부분의 임플란트에서 30~35 Ncm 정도입니다. 어마어마한 차이죠? 그래서 이런 힘을 제대로 전달하기 위한 여러 도구가 있습니다.

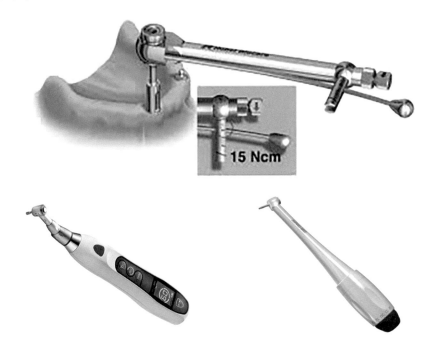

[상단부터 반시계방향으로 사진1, 2, 3]

　사진1은 가장 기본적인 토크렌치입니다. 조이는 힘을 눈금에 적혀있는 수치로 알 수 있습니다. 토크를 부여하기 위한 전자식 장치나 수기구도 존재합니다(사진2, 3). 이런 장비들을 이용해서 속나사를 얼마나 잘 조여주느냐가 임플란트 보철을 할 때 중요한 부분입니다.

5. 임플란트 보철이
갑자기 흔들리는 이유는?

임플란트 치료가 모두 끝나서 식사를 잘 하고 있다가 갑자기 임플란트 보철이 흔들리는 경우가 있습니다. 이유를 알기 위해서 먼저 임플란트가 어떻게 구성되는지 다시 한 번 살펴보겠습니다.

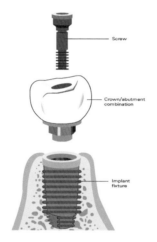

임플란트는 크게 3개의 부속(임플란트 나사 implant fixture, 지대주 abutment, 크라운 crown)으로 이루어져 있습니다. 위의 그림은 크라운과 지대주가 접착제로 붙어 있는 상태에서, screw로 crown/abutment combination을 implant fixture에 screw로 연결하는 모습입니다.

만약 임플란트 보철이 흔들린다면 대부분의 경우 screw가 implant fixture에서 풀렸다는 걸 의미합니다.

screw와 implant fixture 사이엔 꽉 조이는 효과로 인해 cold welding이 일어나서 잘 풀리지 않게 됩니다. 하지만 씹는 힘의 방향이 implant fixture의 장축과 맞지 않거나 보철교합의 간섭이 생기는 경우 screw를 풀어지게 만드는 힘이 계속해서 쌓이게 되고, 결국 screw가 풀립니다.

대부분 screw가 한 번 풀리면 다시 조여서 교합을 체크하면 해결이 되지만, 또 다시 screw 풀림이 나타난다면 이땐 screw를 새 것으로 무조건 교체해줘야 합니다. 그렇지 않은 경우 아래와 같은 일이 일어나게 됩니다.

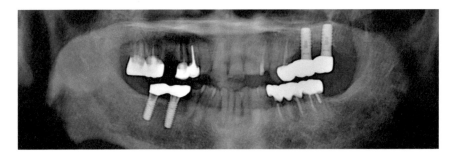

왼쪽 아래 엑스레이를 보면 좀 다른 게 보이시나요? 자세히 보면 아래처럼 보입니다.

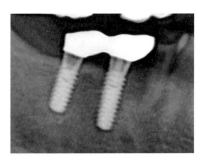

오른쪽 임플란트 내부에는 속나사(screw)가 보이는데, 왼쪽 임플란트 내부에는 screw가 일부 밖에 보이지 않습니다. screw가 파절된 것입니다. 이런 경우 screw를 잘 제거해서 보철을 다시 할 수도 있고, screw 제거에 실패할 경우 기존의 임플란트는 제거하는 경우도 간혹 있습니다.

6. 임플란트 보철이
   자꾸 빠진다면?

임플란트를 한 뒤 간혹 보철물이 빠져서 치과에 가는 분들이 계십니다. 일반적인 골드크라운이나 인레이 역시 빠져서 치과에 가는 분들이 계십니다. 이렇게 잘 사용하던 보철물이 빠지는 이유는 무엇일까요?

먼저 보철물이 치아에 잘 붙어있기 위한 조건을 알아보겠습니다.

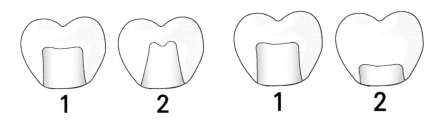

[좌측부터 사진 1, 2]

첫 번째, 치아가 얼마나 잘 평행하게 잘 삭제되었는지 여부입니다 (사진 1).

1번처럼 치아가 평행하게 삭제된 뒤 크라운을 접착제로 부착하기 전 맞춰보기만 하더라도 도장을 도장뚜껑으로 덮고 뺄 때처럼 음압이 느껴집니다. 이런 음압이 있는 상태에서 접착제까지 도포한 뒤 부착을 하면 크라운의 유지력은 굉장히 높아집니다. 하지만 2번처럼 치아가 사다리꼴로 삭제된 뒤 크라운을 부착하면 유지력이 현저히 저하되어 탈락할 가능성이 커집니다.

두 번째, 치아의 높이입니다 (사진 2).

1번과 다르게 2번처럼 치아의 높이 자체가 낮아지면 치아와 크라운 사이에 음압이 형성될 공간이 줄어들게 되어 결국 유지력 저하를 가져옵니다.

세 번째, 위 아래 치아가 씹힐 때 어긋나게 씹히는 경우입니다(교합간섭).

밥을 먹을 땐 위, 아래 치아가 아래턱이 움직이면서 닿게 되는데, 아래턱은 위 아래로만 움직이지 않고, 좌우로도 움직입니다. 특히 위, 아래 큰 어금니끼리는 아래턱이 좌우로 움직일 때 닿지 않게 되는데, 보철물이 닿는 경우가 있습니다. 이땐 접착제가 천천히 깨지면서 녹게 되고 결국 보철물이 빠지는 현상이 나타나기도 합니다.

그렇다면 임플란트 보철이 잘 빠지는 이유는 무엇일까요?

위에서 언급한 이유 중 첫 번째는 아닙니다. 임플란트 보철에 사용되는 지대주는 대부분 기성품이기 때문에 거의 평행에 가깝습니다. 그렇다면 임플란트 보철이 잘 빠지는 경우라면 두 번째와 세 번째 가능성이 높습니다.

먼저 높이 부분을 살펴보겠습니다. 아래 사진3을 보면 왼쪽 아래 임플란트 보철의 높이가 현저히 낮은 것을 알 수 있습니다.

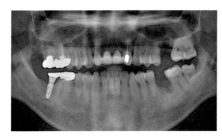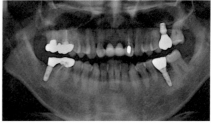

[좌측부터 사진 3, 4]

그럼 보철물의 유지력이 저하되고, 결국 보철물이 탈락될 가능성이 높아집니다. 이를 해결할 수 있는 방법은 높이를 증가시키는 것입니다. 높이를 증가시키는 헤리보철방식으로 이제는 보철물의 탈락 걱정 없이 잘 사용할 수 있게 되었습니다(사진

4).

또 다른 사례를 보겠습니다. 아래 사진5의 왼쪽 위 임플란트 보철 브리지가 자꾸 빠진다고 오셨습니다.

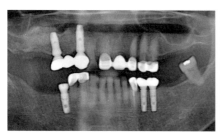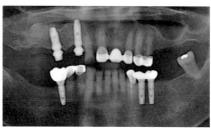

[좌측부터 사진5, 6]

원래는 사진5처럼 임플란트에 보철이 잘 부착되어 있었는데, 보철이 빠져서 시술받으셨던 치과에 가서서 접착제를 바꿔가면서 치료를 다시 받았음에도 불구하고, 보철물이 밥을 먹다가 자꾸 빠졌다고 하셨습니다. 그래서 사진6과 같이 보철물이 제거된 상태에서 치과에 오셨고, 보철물을 입안에 다시 끼워넣은 상태가 아래 사진입니다.

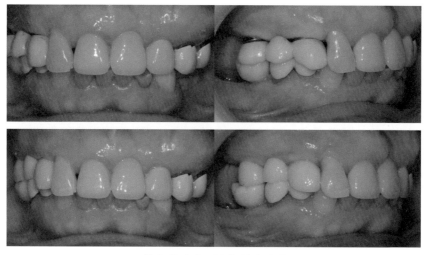

[(상단)사진7 / (하단)사진8]

이 보철물이 잘 빠진 이유는 기둥의 높이가 낮았기 때문이지, 접착제의 성능이 낮아서가 아니었습니다(사진 7). 그래서 비용이 들더라도 기둥의 높이를 증가시킬 수 있는 헤리보철로 재치료하기로 결정하고 치료를 진행했습니다. 이전과 비교해서 기능상으로 안정되었지만, 보기에도 금속이 보이지 않고, 잇몸에서 치아가 나오는 듯한 느낌이 들면서 더 자연스러워졌습니다(사진 8).

실제 이전 보철물과 현재의 보철물을 보면 아래처럼 비교가 됩니다.

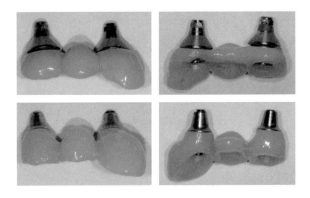

이제 교합간섭에 대해 알아보겠습니다. 교합간섭은 어금니로 꽉 씹을 때를 제외하고는 위 아래 큰 어금니가 닿지 않아야 하는데, 닿는 부분이 있다는 것입니다. 이 땐 그 부위를 치과용 교합지를 이용해서 체크를 한 뒤 갈아내면 됩니다. 하지만 이런 이유로 인해 임플란트 보철이 탈락되는 경우는 그렇게 많지는 않습니다. 대부분은 기둥의 높이가 얼마나 높은지 낮은지에 따라 결정이 되는 경우가 많습니다.

그렇다면 임플란트 보철을 다시 치료받아야 할 때 비용은 어떻게 될까요?

간혹 임플란트 비용 전부를 지불해야 하는 거냐고 상심하면서 여쭤보시는 경우가 있는데 그렇지는 않습니다. 임플란트 치료를 받을 때 임플란트 픽스쳐, 임플란트 지대주, 임플란트 보철을 포함한 비용을 지불합니다. 임플란트 보철을 다시 한다는 것은 임플란트 지대주와 임플란트 보철을 다시 한다는 의미이고, 치과마다 차이가 있겠지만 비용은 50~70만원 사이에서 결정이 될 수 있습니다.

7. 임플란트 지르코니아 보철은
안 깨진다고 하는데, 깨졌다면?

임플란트 보철에서 가장 많이 사용되는 재료는 지르코니아입니다. 지르코니아는 치아색상이지만 단단하기 때문에 잘 깨지지 않습니다. 깨지지 않는 게 아니라 잘 깨지지 않습니다. 임플란트 치료를 받고 나서 최종적으로 씹게 만들어주는 역할을 하는 게 보철인데, 깨지면 안 되겠죠? 그래서 지르코니아 치료를 많이 합니다.

하지만 이런 지르코니아 보철이 깨져서 오는 경우가 종종 있습니다. 잘 안 깨진다는 지르코니아로 돈을 더 들여가며 치료받았는데, 왜 깨질까요?

(1) 지르코니아 두께가 충분해야 강도가 보장되는데 두께가 얇기 때문입니다.

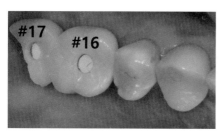 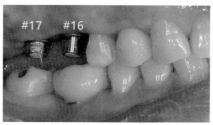

임플란트 보철을 하고나서 1년 정도 지난 뒤 지르코니아가 깨져서 내원하셨습니다. 왜 이렇게 깨졌을까요? 지르코니아 보철을 제거해보니 안쪽 기둥 상태가 위와 같았습니다.

#17 잇몸부터 아래 치아까지의 거리가 #16에 비해 짧습니다. 그리고 턱관절의 구조상 #17에 씹는 힘이 더 강하게 들어가는데, 두 가지가 복합적으로 나타나서

지르코니아 보철이 깨진 것입니다. 지르코니아가 아무리 단단하더라도 일정 두께가 보장되어야 하기 때문에 #17 부위에 대한 조치가 있어야 합니다. 기존 방식은 기둥이 길어서 보철의 길이가 짧아질 수 밖에 없습니다.

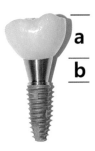

　b 부분이 잇몸 속에 위치하고 a가 잇몸 바깥에 위치하는 것입니다. 현재 a의 길이가 짧고, 지르코니아 두께가 얇아져서 파절이 일어났기 때문에 a의 길이를 늘려주는 게 필요합니다. 이때 필요한 게 헤리 방식의 보철입니다.

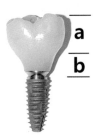

　지르코니아 보철이 b 부위 잇몸 속까지 길어졌기 때문에 두께를 절반 정도 더 부여할 수 있습니다.

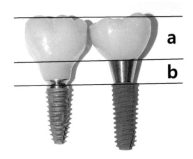

[헤리 타입의 보철과 일반 보철]

임플란트 보철의 길이가 짧을 것으로 예상된다면, 일반적인 보철방법보다는 헤리 타입의 보철을 하는 게 파절 방지면에서 좋습니다. 물론 심미적으로도 우수합니다.

(2) 지르코니아 강도 감소

그런데 위의 경우 지난 1년 동안 잘 사용하다가 파절이 됐는데, 왜 그랬을까요? 지르코니아를 제조하는 회사는 다양합니다. 다양한 만큼 지르코니아의 물성 또한 다양합니다. 색상을 중요시할 경우 강도는 떨어지고, 강도를 중요시할 경우 색상이 약간 탁해집니다. 또한 지르코니아 내부의 치밀도 역시 제품마다 다릅니다.

결정적으로 지르코니아가 기능을 하고 나면서 시간이 지남에 따라 강도가 약간씩 떨어집니다. 어금니는 씹는 힘이 전달되기 때문에 되도록 보철 초기에 강도가 높은 지르코니아로 치료받는 게 좋습니다.

위에서 사례로 보여드린 분의 경우 초기엔 씹는 힘을 견딜 수 있는 만큼의 강도가 있었는데, 보철의 얇은 두께 뿐만 아니라 시간이 지나면서 강도가 떨어진 게 원인일 수 있습니다.

(3) 식사 시에 위 아래 걸리는 부분이 있기 때문입니다.

식사를 할 때 위 아래 치아를 딱딱딱 씹지 않고, 좌우 상하로 움직이면서 음식물을 씹습니다.

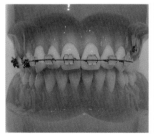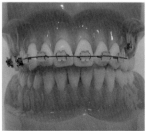

[(좌)위 아래를 물고 있을 때 / (우)아래 턱을 왼쪽으로 움직일 때]

아래턱을 왼쪽을 움직일 때 이 치아를 옆에서 보면 아래와 같습니다.

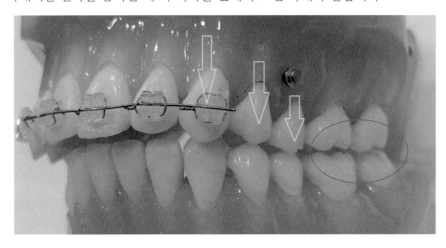

노란 화살표 부분에서 위 아래 치아가 닿고, 빨간 원 부분 즉 큰 어금니는 서로
닿지 않습니다. 하지만 큰 어금니가 닿게 된다면 많은 힘이 가해져서 결국 보철물
이 깨지고 맙니다.

자연치아는 치아들끼리 닿으면서 천천히 닳아지지만 보철은 그렇지 않기 때문에
임플란트 시술 후 정기적으로 검진을 받으면서 이런 부분을 확인, 처치받아야 합니
다.

치아교정

치아교정은 치조골 안에서 치아를 이동시키는 치료입니다. 치아를 이동시켰다는 이유 하나로 어떤 사람은 인상이 바뀌고, 자신감이 생기기도 하며 예뻐지기도 합니다. 더군다나 치아교정은 성형의 효과까지 나타내기도 합니다.

치아교정 파트 초반에는 교정에 대한 전반적인 궁금증에 다뤘고, 후반에는 제가 전체교정으로 치료한 사례, 부분교정으로 치료한 사례를 종류별로 엮었습니다.

나와 같은 경우 치아교정이 될 수 있는지, 전체교정을 해야 하는지, 아니면 부분교정으로도 내 고민이 해결될 수 있는지를 여러 사례들로 확인해보실 수 있습니다.

1. 치아교정을 하면 초반에
살이 빠지는 이유는?

치아교정을 시작하면 교정이 끝난 뒤의 모습을 상상하면서 두려움과 즐거움을 동시에 느끼게 됩니다. 하지만 이런 생각도 잠시 뿐입니다. 치아교정 장치를 붙이고, 철사를 연결하는 순간 묵직한 힘이 느껴지다가 6시간 정도 뒤부터는 뭔가를 씹을 때 아프기 시작합니다.

이전까지 느껴보지 못한 통증을 경험하게 됩니다. 어떨 땐 모든 치아가 금방이라도 빠질 것 같은 생각이 들기까지 합니다. 그러다가 2주 정도 지나면 언제 그랬냐는 생각이 들 정도로 증상이 사라집니다.

그래서 치아교정을 시작하면 치아 통증으로 마음껏 못 먹어서 살이 빠지게 됩니다. 아시죠? 먹지 않아서 빠진 살은 금방 다시 돌아온다는 사실. 치아교정을 시작하고 나서 빠졌던 살은 아쉽게도 3달 정도 지나면 다시 원상복구가 됩니다. 치아교정 중에 나타나는 통증에 대해 적응을 하고, 통증에 대한 역치도 높아지기 때문입니다.

그런데 치아가 교정이 되는데 왜 통증이 나타날까요? 해답은 다음 장에 있습니다.

2. 치아는 어떤 원리로 움직이는 것일까?

치아교정을 하면 아래처럼 치아가 이전의 위치에서 다른 위치로 이동합니다.

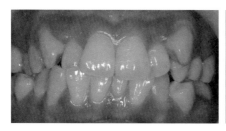 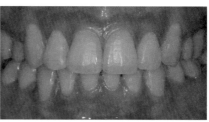

치아교정 전의 치아 상태를 보면 덧니가 있으면서 동시에 위 아래 앞니가 거꾸로 씹히고 있습니다. 또한 아래 앞 치아들은 쓰러져 있으며 작은 어금니는 바깥으로 툭 튀어나와 있습니다. 가지런하지 않는 치아를 오른쪽 사진처럼 가지런하게 만드는 치아교정 시술은 마법과 같습니다. 어떻게 보면 성형과 견줄 수도 있습니다. 성형과의 차이는 소요되는 시간이 길다는 점이겠죠?

치아들은 어떤 원리로 이동을 하는 것일까요? 그리고 덧니 위치의 잇몸은 교정 후 주변 잇몸과 조화롭게 되는 원리는 무엇일까요?

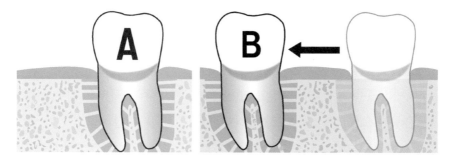

치아가 A에서 B로 이동을 하는 게 치아교정인데, 가장 자세히 봐야 할 부분은 치아와 뼈 사이에 존재하는 노란색 줄 즉 치주인대입니다.

A의 치아를 B의 위치로 이동시키기 위해서는 외부에서 힘을 줘야 합니다. 이 힘의 종류는 철사가 될 수 있고, 고무줄이 될 수도 있습니다. 일반적인 투명교정장치뿐만 아니라 인비절라인이 될 수도 있습니다. 치아교정을 할 수 있는 모든 도구가 힘을 치아에 전달하는 중간자 역할을 할 수 있습니다.

A의 치아가 교정장치에 의해 일정한 힘을 받으면 치아는 그 힘에 의해 반대쪽으로 밀리게 됩니다. 단단하게 고정되어 있는 것 같은 치아가 밀린다는 게 이해되시나요? 지금 바로 손가락으로 앞 치아를 잡고 앞 뒤로 흔들어보세요. 앞니가 약간씩 움직이는 게 느껴지실 겁니다. 치아는 치주인대로 치조골에 연결되어 있기 때문에 치주인대 공간 만큼의 움직임이 있습니다.

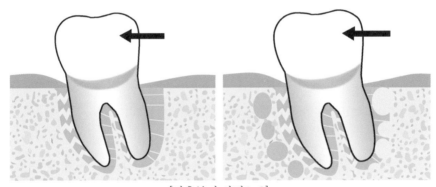

[좌측부터 사진 1, 2]

검정색 화살표 방향으로 힘이 전해지면 치아는 쓰러지면서 힘의 방향이 가해지는 치주인대는 압박을 받으면서 쭈그러듭니다. 반대방향의 치주인대는 늘어납니다. 이런 과정에서 치아를 지탱하고 있는 치조골에서는 굉장히 큰 일이 벌어집니다. 바로 뼈가 녹거나 생성되는 일입니다.

힘이 가해지는 방향에서는 치주인대가 압박을 받으면서 혈관이 줄어들고, 이로 인해 파골세포(뼈를 녹이는 세포)가 활성화되면서 기존의 뼈가 사라지기 시작합니다.

반대 방향에서는 치주인대가 늘어나면서 혈관이 넓어지고 조골세포(뼈를 생성하는 세포)가 활성화되면서 뼈가 생성됩니다. 이런 일련의 과정을 겪으면서 치아는 이동을 합니다.

치과에서 치아에 힘을 주어 원하는 거리만큼 이동을 시키려고 하는 동안 치아는 계속해서 뼈와 느슨하게 연결되어 있습니다. 이때 음식을 먹으면 휘청거리는 치아 끼리 씹히는 것이기 때문에 힘이 많이 들어가지 않을 뿐 아니라 통증을 느끼게 됩니다.

3. 교정을 빨리 하고 싶은데
왜 3주, 4주 후에
치과에 오라고 하는 걸까?

어떤 종류의 교정을 하느냐, 교정의 목적이 무엇인지 등에 따라 교정 기간이 다릅니다. 어떤 땐 3개월 만에 끝나기도 하고, 어떤 땐 3년이 넘게 걸리는 경우도 있습니다. 치아교정 치료를 받는 사람이나 치아교정 치료를 하는 사람이나 최대한 빨리 치아교정의 목적을 이루고자 하는 것은 같은 마음입니다.

하지만 치과에 가서 치아교정 시술을 받으면 3주나 4주, 간혹 2달 뒤처럼 긴 시간 간격을 두고 오라고 합니다. 하루라도 빨리 시술을 받아서 치료를 끝내고 싶은데 말이죠.

이유는 이전 장에서 언급한 치아교정의 움직임 원리에서 기인합니다.

치아 뿌리 주변의 단단한 뼈가 한쪽에서는 녹고, 다른 한쪽에서는 생성이 되면서 치아가 움직이는데 뼈가 리모델링 되기 전에 또 다시 치아에 힘이 가해지면 뼈보다 치아의 뿌리가 먼저 녹아 버릴 수 있습니다.

치아를 가지런하고 주변 잇몸조직이 건강할 수 있도록 환경을 만들기 위해 치아교정시술을 받는데, 도리어 치아 자체에 위해가 되어버리면 교정을 하는 의미가 없어지겠죠?

치아를 치조골 내에서 움직이는 동안 조금씩 조금씩 움직이는 이유는 치조골이 한쪽에서는 녹고, 다른 한쪽에서는 생성이 되는 리모델링을 하는 데 충분한 시간을 부여하기 위해서입니다. 이 기간이 약 3주 정도 소요됩니다.

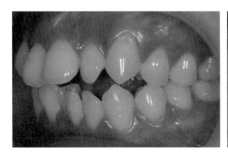 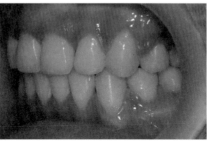

왼쪽과 같은 치아배열이 오른쪽처럼 바뀌기 위해서는 치아가 치조골내에서 조금씩 조금씩 움직여야 합니다. 조금씩의 시간 단위는 3~4주입니다.

이런 이유로 치아교정을 할 땐 3주나 4주 단위로 치과에 방문해서 새로운 힘을 부여합니다.

4. 교정은 몇 살까지
가능할까요?

'우리 아이 교정은 언제 시작하는 게 좋을까요?'
'지금 당장 해야 할까요?'
'좀 더 커서 해야 할까요?'

어린 아이를 키우는 부모님 입장에서 궁금할 수 있는 내용입니다. 하지만 이와 반대의 궁금증도 있습니다.

'지금 교정하면 교정이 되나요?'
'지금 교정하면 이가 부러지지 않나요?'

치아교정은 몇 살까지 가능할까요?

정답은 '언제든지 가능하다!'입니다. 하지만 잇몸염증이 심해서 치아가 곧 빠질 정도면 당연히 안 되겠죠?

지금까지 저에게 치아교정 치료를 받으신 분들 중 가장 나이가 많은 분이 65세였던 것으로 기억을 합니다. 물론 10대에 비해 치아교정의 속도가 더딥니다. 하지만 현재의 치열 상태가 좋지 않아 미관적으로 보기 싫고, 잇몸이 건강할 수 있는 환경이 조성되지 않는다면 치아 보존을 위해서라도 치아교정은 필수입니다.

아래 사진은 위, 아래 앞니가 앞으로 튀어나온 게 너무 싫다고 치과에 오신 분인데, 당시 51세였습니다. 나이가 있어서 교정이 잘 될까 하면서 걱정을 많이 하셨지만 치아교정 이후 튀어나온 치아는 안쪽으로 들어가고, 교정 결과에 만족하셨습니다.

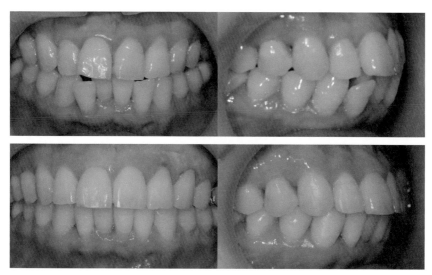

[교정 전후 앞모습과 옆모습 비교]

아래 사진의 주인공은 57세였는데, 위 앞니가 겹쳐있으면서 튀어나온 것 때문에 이미 여러 치과에서 상담을 받았다고 하셨습니다. 하지만 그때마다 앞니 보철을 하는 게 좋겠다는 이야기를 들으셨다고 합니다. 제가 보기에 보철을 하기 위해서는 치아를 많이 삭제해야 하고 동시에 신경치료가 필요해보였습니다.

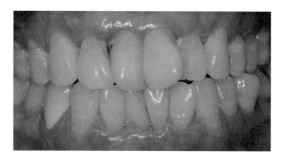

또한 보철을 하더라도 치아의 모양이 예쁘지 않을 것으로 예상이 되어 치아교정

(앞니부분교정)을 권해드렸고, 보철을 하지 않아도 되어 기뻐하시면서 기대반 걱정반 심정으로 치아교정의 세계에 발을 들이셨습니다.

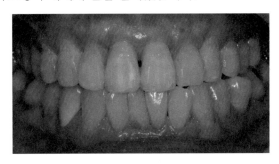

치아교정 후의 모습입니다. 치아가 배열될 공간이 부족했기 때문에 치아의 사이즈를 조금씩 줄이면서 교정이 진행되었고, 이전과 전혀 다른 모습으로 변신에 성공했습니다. 다만 앞 치아 사이에 검게 보이는 공간이 생겼는데, 이는 교정 전 앞 치아가 겹치면서 치조골이 녹았기 때문입니다. 이 공간에 대한 처치를 바라지 않으셨고, 지금 이 치아 상태로도 너무 만족하셨습니다.

5. 교정을 하면 치아 사이가
벌어질 수 있다는데 이유는?

치아교정이란 골격적인 부분을 제외하면 대부분 치조골 내에서 치아를 이동시키는 시술입니다. 치조골이 새로 생성되기도 하지만 대부분은 기존에 존재해있는 치조골 내에서 교정이 이루어집니다. 이런 근본적인 이유 때문에 20세 이후에 교정을 하면 모든 경우는 아니지만 교정 이후 black triangle(잇몸이 퇴축되어서 치아 사이에 삼각형 모양으로 어둡게 보이는 현상)이 생길 가능성이 있습니다.

아래는 20대 이상 분들의 치아교정 후 모습들입니다.

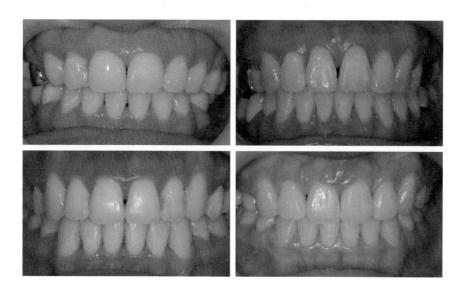

치아교정 전의 모습과 후의 모습을 비교하면 치아교정을 통해 얻을 수 있는 변화에 대한 기쁨이 훨씬 크지만, 치아 사이에 생긴 공간은 아쉬울 수 밖에 없습니다.

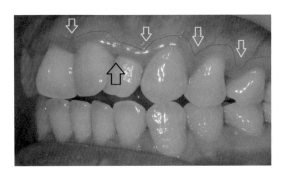

이렇게 공간이 생기는 이유는 무엇일까요?

위 사진에서 치아와 잇몸사이 경계에서 약 2~3mm 정도 떨어진 곳에 빨간색으로 선을 그려져 있습니다. 이 빨간 선이 잇몸뼈의 경계입니다. 검은색 화살표로 표시된 부분은 노란색 화살표로 표시된 부분에 비해 잇몸이 뾰족하지 않고 상대적으로 편평합니다. 이런 경우 치아교정을 하면 아래처럼 빈 공간이 생깁니다.

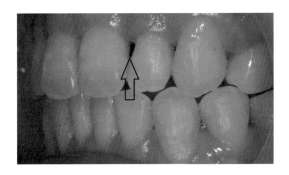

잇몸은 비정상적으로 증식되는 경우를 제외하고 치조골과 일정거리를 유지하기 때문에, 치아교정 전 치조골이 녹아서 편평해진 잇몸이 있다면 교정 후 거의 대부분 공간이 생깁니다.

하지만 성장기 때 치아교정을 하면 이런 일이 발생할 확률이 낮아집니다. 치조골의 생성이 파괴보다 빠르기 때문입니다. 이런 이유를 포함해서 여러 이유로 20세 이전에 치아교정을 하면 치주적으로 유리합니다.

6. 가장 많이 사용하는 교정 후 유지장치는? 그리고 언제까지 해야할까?

치아교정은 치조골에 박혀있던 치아를 인위적인 힘을 가해서 움직이는 것입니다. 움직였던 치아는 원래 있었던 자리로 돌아가려는 힘이 남아있는데, 이를 완전히 제거하는 것은 힘듭니다. 대신 원래 자리로 되돌아가려고 할 때 이를 억제하는 수단으로 유지장치를 사용하며, 일정 기간 이후엔 그 위치 그대로 유지가 됩니다.

가장 많이 사용되는 교정 후 유지장치는 2가지입니다. 하나는 가철식 유지장치입니다. 뺐다 꼈다 하는 유지장치인데 가장 대표적인 게 홀리 리테이너(hawley's retainer)입니다. 다른 하나는 고정식 유지장치입니다. 교정을 해본 사람은 거의 대부분 앞 치아 안쪽에 얇은 철사를 붙이고 있습니다. 뺐다 꼈다 할 수 없기 때문에 고정식이라고 합니다.

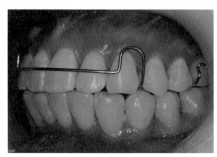 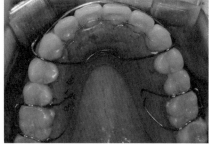

[(좌)가철식 유지장치 / (우)고정식 유지장치]

치아교정이 끝난 뒤 유지장치까지 마무리하면 가장 많이 묻는 질문이 있습니다. "유지장치는 얼마나 해야 하나요?"

치아에 붙어있는 고정식 유지장치는 5년 정도 유지하면 되고, 가철식 유지장치는 1년 정도 매일 잘 때 착용하면 됩니다. 이렇게 유지장치를 열심히 했음에도 불구하고 치아가 약간씩 움직이는 경우가 있는데, 이땐 3~6개월 정도 추가적으로 부분교정이 필요하기도 합니다.

7. 앞니만 빠르게
교정할 수 있을까?

    치아교정은 크게 세 가지 방향으로 나누어 생각해볼 수 있습니다. 첫 번째, 성장기에 성장의 방향을 조절하면서 치아교정을 하는 것입니다. 이 땐 구강 내에 끼워서 장치를 사용하거나, 구강 바깥으로 튀어나오는 장치를 착용하기도 합니다. 두 번째, 위, 아래 전체 치아의 배열을 맞추는 것입니다. 공간이 부족하면 발치가 필요할 수 있습니다. 세 번째, 원하는 부분만 선택적으로 교정을 하는 것입니다. 앞니가 부분교정의 대상이 될 수 있고, 어금니가 부분교정의 대상이 될 수도 있습니다.

    앞니만 빠르게 교정하는 게 가능할까? 가능합니다.

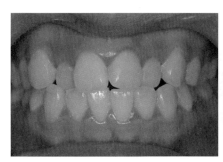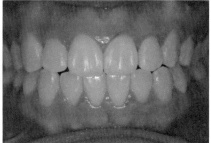

[앞니 부분교정 전후]

    위처럼 앞니는 비뚤어진 상태고, 두 번째 앞니는 안쪽으로 들어가있습니다. 치아가 고르지 못하기 때문에 칫솔질이 제대로 되지 않아 가지런한 어금니에 비해 앞니쪽 치은에 염증이 있습니다. 전체교정은 시간과 비용 때문에 부담이 되었기 때문에, 앞니만 부분교정을 통해 가지런하게 하기로 치료계획을 세웠습니다.

전체교정과 비교해서 어떤가요? 앞니 배열만 달라졌는데, 전혀 다른 사람같은 생각이 들 정도로 변화가 큽니다. 치아의 배열이 올바르게 되면서 잇몸 역시 기존의 염증은 사라지고, 건강하게 되었으니 6개월의 앞니부분교정으로 1석 2조의 효과를 본 것입니다.

앞니만 부분적으로 교정을 하는 방법은 여러 가지가 있습니다. 기존의 브라켓과 철사를 이용하기도 하고, 투명교정장치를 이용하기도 합니다. 또한 작은 관 브라켓, 설측의 작은 브라켓 등 많은 종류의 장치가 있습니다.

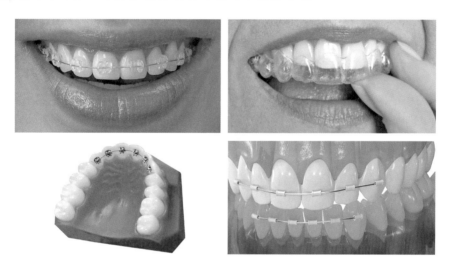

앞니를 빨리 교정하고 싶은데, 어떤 교정방법이 가장 좋을지는 치아 상태에 따라 달라집니다. 어떤 경우는 투명교정이 효과적일 수 있지만, 또 다른 경우는 투명교정을 할 경우 효과가 더딜 수 있습니다.

한때 인비절라인이 투명교정의 붐을 일으켰습니다. 인비절라인으로 치아교정이 잘될 수 있는 경우도 있지만, 그렇지 않은 경우도 있기 때문에 인비절라인이 모든 경우 적용되기엔 무리가 있습니다. 저 또한 인비절라인 투명교정장치를 이용해서 많은 교정 진료를 했지만, 인비절라인만으로 교정이 완료된 경우가 있는 반면에 추가적인 교정장치가 필요한 경우도 있었습니다.

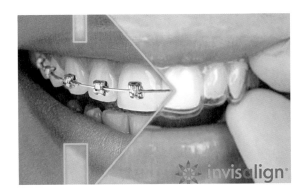

　'난 이런 교정방법으로 교정을 해야지.'라는 생각을 하고 이에 대한 정보를 검색해서 미리 알아보는 것도 중요하지만, 내 치아에 가장 알맞은 교정방법으로 치아교정 시술을 받는 게 빠르고 안전하게 앞니를 변화시킬 수 있는 최선일 수 있습니다.

8. 투명교정 종류가 많던데
어떤 게 좋을까?

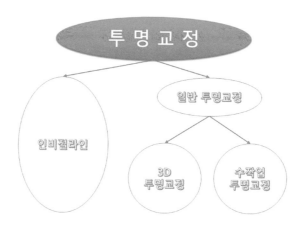

투명교정이라는 교정 방법을 널리 알린 회사가 인비절라인입니다. 투명교정을 양분한다면 인비절라인과 일반투명교정으로 나눌 수 있습니다. 일반투명교정을 또 다시 나눈다면 석고 모형을 만들어서 제작하는 수작업 투명교정과 스캔해서 3D로 작업, 제작하는 3D 투명교정이 있습니다.

인비절라인과 일반 투명교정의 차이점은 어떤 게 있을까요?

인비절라인은 위 아래 치아를 본 뜨고, 이것을 인비절라인 본사로 보냅니다. 음형으로 채득된 본을 스캔해서 컴퓨터 상에서 가상의 움직임을 각 단계별로 시뮬레이션합니다. 그리고 처음부터 교정 마무리될 때까지의 각 단계별 치아가 움직인 상태를 토대로 투명한 교정장치를 한꺼번에 만듭니다. 이 장치가 치과에 배송이 되고, 1장치 당 2주씩 착용하면서 교정을 합니다.

하지만 일반투명교정은 인비절라인처럼 본을 딱 1번 채득하지 않습니다. 적게는 9주에 한 번, 많게는 3주에 한 번씩 본을 뜹니다. 이유는 치아가 계획대로 움직이지 않을 수 있기 때문입니다. 만약 한 단계에서라도 치아의 움직임이 잘못된다면 이후 장치는 잘 맞지 않을 뿐더러 교정의 의미가 사라집니다.

인비절라인과 일반 투명교정의 가장 큰 차이는 교정 도중 일어날 수 있는 치아 움직임 오류의 수정을 최단기간 내에 할 수 있느냐 없느냐입니다.

3D 투명교정과 수작업 투명교정은 어떻게 다를까요?
수작업투명교정을 하기 위해서는 틀에 인상재를 넣어서 치아의 본을 먼저 뜹니다. 이후 석고모델을 만든 뒤, 움직일 치아를 약간 움직이게 하고 고정을 시킵니다. 이렇게 수정된 석고모형으로 투명교정장치를 만듭니다.

3D 투명교정은 석고로 만든 모형이나 구강을 스캔해서 컴퓨터로 치아이동을 시뮬레이션 시킨 뒤 3D 프린터로 모형을 만들고 이 모형으로 투명교정장치를 만듭니다. 3D 투명교정은 컴퓨터로 여러 치아의 움직임을 재현할 수 있고, 여러 단계의 장치를 한꺼번에 만들 수 있는 장점이 있어서 최근엔 거의 3D 투명교정을 하고 있습니다.

그렇다면 투명교정은 정말 교정이 잘 될까요?
절반 정도 맞습니다. 투명교정만으로 어금니를 움직이기엔 치아의 축 조절이 어렵습니다. 그래서 대부분 앞니 위주로 투명교정을 합니다. 앞니의 움직임 중 벌어진 앞니를 붙게 만드는 움직임은 투명교정만으로 가능합니다. 하지만 아래 앞니를 회전시킨다거나 앞니를 뼈쪽 방향으로 이동시키는 움직임, 치아 높낮이를 맞추는 움직임은 투명교정만으로 하기엔 어려움이 있습니다.

투명교정으로 교정을 할 때 가장 효과가 좋은 치아상태는 다음과 같이 치아 사이가 벌어진 경우입니다.

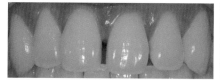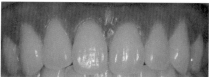

[투명교정 전후]

이외에도 투명교정만으로 앞니부분교정을 할 수 있는 사례들은 많습니다.

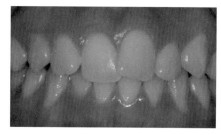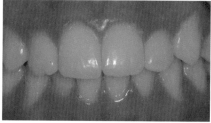

[앞니 2개 치아가 겹쳐 있어서 이를 가지런하게 한 사례]

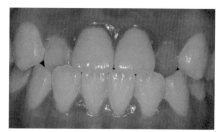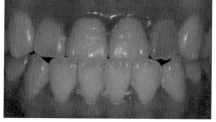

[두 번째 앞니가 안으로 들어가 있어서 앞쪽으로 이동시킨 사례]

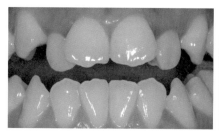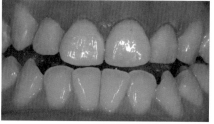

[위 사례와 비슷하지만 투명교정 후 잇몸성형을 한 사례]

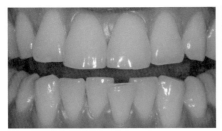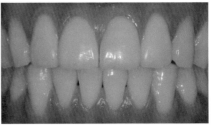

[아래 앞니 하나가 튀어나와 있어서 투명교정으로 가지런하게 한 사례

(위 앞니는 치아가 커서 크기를 줄이는 치아성형을 했습니다.)]

투명교정 방법으로 앞니는 교정될 수 있습니다. 위의 사례들처럼 투명교정만으로 100% 교정할 수 있지만 표시가 잘 나지 않는 대신 교정기간이 길어질 수 있는 단점이 있습니다. 그래서 두 가지 또는 세 가지의 교정방법을 혼용해서 앞니부분교정하는 것을 추천해드리고 있습니다.

9. 치아성형 전 부분교정이 필요하기도 해요.

　치아성형 즉 라미네이트나 루미네이트, 올세라믹 치료를 하는 이유는 예뻐지기 위해서입니다. 앞 치아가 예쁘다는 건 치아의 비율이 좋다는 의미입니다. 앞 치아의 황금비율은 아래와 같습니다.

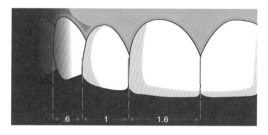

　정면에서 바라볼 때, 앞 치아가 제일 넓고, 그 다음 치아는 좀 더 좁게 보이고, 송곳니는 좀 더 좁게 보입니다. 가로와 세로 비율도 존재합니다.

　아래와 같이 배열된 치아가 있습니다.

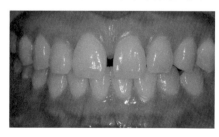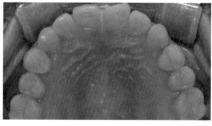

　벌어진 앞니에 어떠한 치료없이 바로 라미네이트 치료를 한다면 과연 예쁘게 될까요? 앞치아가 너무 넓적하게 보이지 않을까요? 바로 이런 경우엔 치아 크기 비율을 고려하면서 우선 부분교정으로 치아를 배열시킵니다. 그리고 나서 라미네이트나 루미네이트 치료를 합니다.

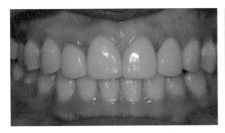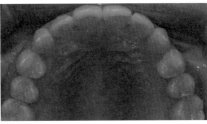

아래처럼 공간이 너무 넓어서 치아성형을 바로 할 경우 치아 비율은 맞더라도 전체적으로 주변 치아에 비해 크기가 커보여 보기 싫은 결과가 나타날 수 있을 때에도 미리 부분교정을 합니다.

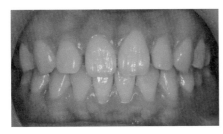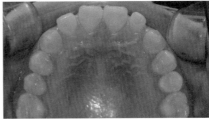

두 번째 앞니 양 옆 공간이 너무 넓습니다. 그래서 치아를 안쪽으로 이동을 시킨 뒤 두 번째 앞니들만 라미네이트 치료를 했습니다.

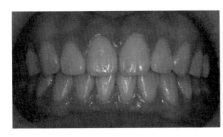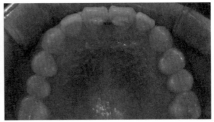

최종 치료 후 앞 치아를 보면 약간 길어보이는 주변 치아와 잘 어울립니다.

무작정 치아성형을 하는 것보다는 부분교정을 통해 치아 삭제량을 줄일 수 있거나, 크기의 비율을 맞춰 좀 더 예뻐질 수 있다면 부분교정을 전략적으로 접근하는 게 좋습니다.

10. 교정 후 빠진 곳에 임플란트를 할건데, 교정기간 동안 뼈가 녹아버린다면?

치아교정을 한 뒤 또는 치아교정이 마무리 되는 시기에 임플란트 시술을 받으면 됩니다. 하지만 치조골은 치아와 생을 함께 하기 때문에 치아가 없는 공간을 유지한 채로 치아교정을 하면 치아교정이 완료될 때까지 치아가 없이 빈 공간으로 방치된 치조골은 천천히 흡수됩니다.

임플란트 시술이 성공하기 위해서 가장 중요한 점은 임플란트 픽스쳐를 감싸는 치조골이 얼마나 단단하고 많이 존재하느냐이기 때문에, 치아교정을 시작하기 전에 이미 존재하는 치조골을 최대한 잘 보존하는 게 치아교정 후 진행하는 임플란트 치료의 성공 포인트입니다.

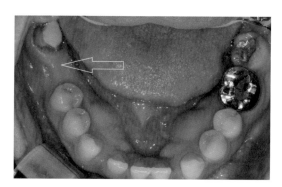

[사례 1]

위 치아 상태를 가진 분이 교정을 하기로 했습니다. 노란색 화살표가 가리키는 곳은 교정이 끝나갈 때, 임플란트 치료를 하기로 했습니다. 하지만 이미 치아가 빠진 상태에서 볼쪽 치조골이 흡수되어 안쪽으로 들어가 보입니다. 교정하는 동안 그냥 놔둔다면 치조골은 좀 더 줄어들게 될 것 입니다. 그래서 지금의 뼈를 보존하기 위해서 아래처럼 하나의 장치를 뼈에 위치시킵니다.

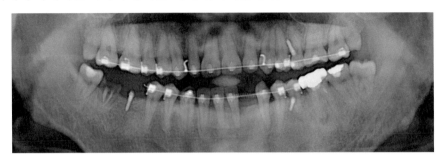

바로 교정할 때 사용하는 교정용 티타늄 나사입니다. 나사를 치조골에 심어놓으면 이 나사를 치아로 인지하여 치조골 흡수가 최소화됩니다.

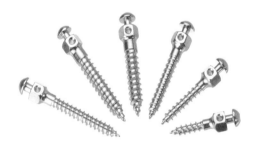

치조골을 보존할 수 있었기 때문에 임플란트 시술 시 치조골이식을 소량만 할 수 있었고, 통증 역시 경감할 수 있었습니다.

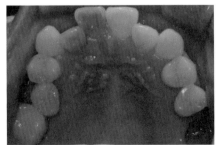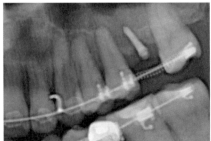

[사례 2]

사진 기준으로 오른쪽 아래쪽에 큰 어금니가 빠진 상태로 치아교정을 시작했습니다. 이 부위 역시 교정 완료 후 임플란트 치료를 하기로 했습니다. 그대로 놔두면 치조골이 소실되기 때문에 위의 사례와 동일하게 교정용 미니스크류를 식립했고, 치조골을 유지할 수 있었습니다.

치아교정과 임플란트 치료를 할 예정이라면 전체적인 계획을 확실하게 세우고 치료에 들어가야 합니다.

11. 교정이 먼저일까, 임플란트가 먼저일까?

교정 상담을 받으러 오시는 분들 중 이미 치아가 발치된 상태로 오신 분들이 계십니다. 정말 다행인 경우입니다. 왜냐하면 교정을 하려고 결심을 하고 치과에 오셨는데, 임플란트 치료가 되어 있으면 치아교정을 하기 난해한 경우가 있기 때문입니다.

치아는 뼈 안에서 이동할 수 있지만 임플란트는 이동하지 못하기 때문입니다. 하지만 간혹 임플란트 주변의 치아를 약간만 이동해도 되는 경우가 있는데, 이때는 치아교정 전 임플란트 보철을 제거하고 교정이 완료된 뒤 임플란트 보철만 다시 합니다.

아래처럼 임플란트 치료와 동시에 치아교정이 필요한 경우가 있습니다.

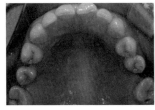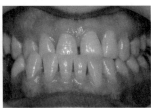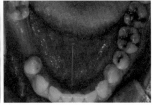

위 치아의 양쪽 큰 어금니가 상실되어 있고, 위, 아래 앞니는 반대로 씹히면서, 오른쪽 아래 어금니 3개가 없는 상태입니다.

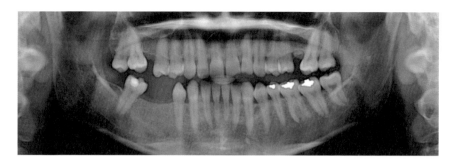

　파노라마에서 보면 윗 어금니의 경우 빠진 지 시간이 경과하면서 뒤쪽 큰 어금니와 사랑니가 앞으로 쓰러져서 결국 첫 번째 어금니 공간이 줄어든 게 보입니다. 또한 아래쪽 어금니의 경우 빠진 부분의 치조골의 밀도(검고 하얀 정도)가 낮은 것으로 보아, 치조골의 폭이 줄어든 것으로 추정해볼 수 있습니다.

　이런 상황에서 임플란트 치료가 되어 있다면 치아교정을 하기란 거의 불가능에 가깝습니다. 하지만 위의 경우 치아만 빠져있는 상태이기 때문에 치아교정을 먼저 한 뒤 개선되는 치아배열을 보면서 임플란트 식립을 하거나 식립 전 치조골이식을 하면 됩니다.

　실제로 교정 도중에 위 아래 맞물림을 개선하면서 동시에 파노라마 엑스레이 기준 왼쪽 아래 부분의 치조골이식을 먼저 진행했습니다.

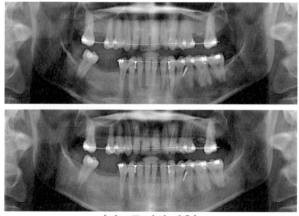

[치조골 이식 전후]

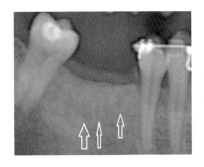

차이가 보이시나요? 자세히 보면 치조골이식을 하기 전 치조골에 구멍을 뚫은 부위가 검은 동그라미처럼 보입니다. 그리고 전체적으로 약간 이전에 비해 검은색이 옅어졌습니다.

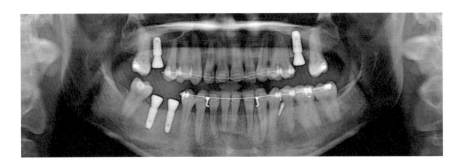

이후 임플란트 시술을 하였습니다.

치아교정과 임플란트, 충치치료가 모두 끝난 뒤의 모습은 다음과 같습니다.

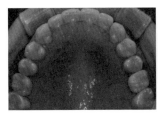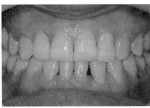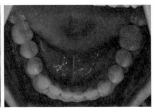

만약 치아가 틀어져있는 상태에서 임플란트 치료를 해야 하는 경우가 생긴다면 치아가 빠졌으니 하루라도 빨리 임플란트 치료를 받아야지라는 생각을 하지 말고, 다시 한 번 치아교정을 하는 게 좋을지, 아니면 치아교정을 할 예정인지를 꼭 고려해봐야 합니다.

12. 임플란트가 되어 있는데 교정은 이제 할 수 없나요?

치아교정을 하려는 이유는 다양합니다. 치아가 악궁에 비해 크거나, 반대로 작은 경우도 있고, 위 아래 앞니가 다물어지지 않거나 어금니가 엇갈려 씹히는 경우, 위 아래 치아가 반대로 물리는 경우 등등.

교정을 하기 겁이 나서 미루고, 일단 필요한 임플란트 치료를 받은 상태에서 용기를 내어 치과에 오는 경우가 있습니다. 임플란트는 치아가 움직이는 것에 반해 치조골에 단단히 붙어있기 때문에 움직이지 않습니다. 그래서 임플란트 시술이 되어 있는 상태에서 치아교정을 하면 임플란트 픽스쳐와 치아 뿌리가 닿아버릴 수 있습니다.

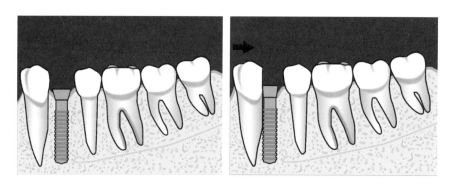

만약 위와 같은 경우 앞니가 뒤쪽으로 이동을 해야 한다면 필연적으로 앞니 뿌리가 임플란트와 닿게 됩니다. 하지만 치아교정을 하더라도 위의 경우와 달리 치아 뿌리와 임플란트 픽스쳐가 닿지 않을 정도라면 치아교정 후 임플란트 보철만 새로 만들어서 장착하면 됩니다.

위에서 언급한 후자는 치아교정을 하더라도 치아가 미비하게 움직이는 경우에 한정된 것입니다. 치아교정을 한 뒤 임플란트를 하는 게 좋은 것은 알겠지만, 이미 임플란트 치료를 받았는데, 많은 움직임이 필요한 치아교정이 필요하다면 어떻게 해야 할까요?

하나의 기준만 확고히 세우면 됩니다.

치아교정을 통해 얻을 수 있는 가치가 크다면 임플란트를 제거하고 교정을 하면 됩니다. 입이 들어가게 하기 위해서 또는 덧니를 없애기 위해서, 치아 크기 자체가 너무 커서 등등 이런 이유로 내 자신 본인의 치아를 뽑으면서까지 치아교정을 합니다. 내 치아의 가치보다 발치 후 교정을 함으로써 얻는 가치가 더 크기 때문입니다. 내 치아와 임플란트가 비교가 될까요? 단지 아깝다면 임플란트 시술시 소요되었던 치료 기간과 고생, 그리고 치료비용일 것입니다.

13. 표시나지 않게
앞니를 교정하고 싶은데…

　투명교정을 하는 가장 큰 이유는 표시나지 않게 교정을 할 수 있다는 이점이 있기 때문입니다. 하지만 투명교정은 장치 자체의 한계가 분명히 있습니다. 앞니부분 교정을 하는데 모든 케이스를 투명교정으로 한다면 교정이 잘 안 되는 경우가 생길수 있고, 교정 기간 역시 길어질 수 있습니다. 물론 교정 후 치아 배열에서 약간 불만족스러울수도 있습니다.

　그래서 기존의 설측교정 브라켓이 아닌 얇은 설측 브라켓을 이용해서 앞니 부분 교정을 합니다.

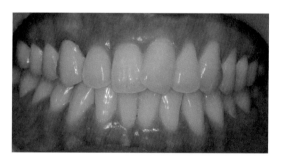

　앞니가 겹쳐있는 게 보기 싫어서 오셨습니다. 교정을 권해드렸는데, 표시가 나지 않기를 원하셔서 '가철식 교정장치 + 2D 브라켓 + 투명교정'과 같이 여러 방법으로 콤비네이션 부분교정을 하는 것으로 치료계획을 세웠습니다.

　우선 가철식 교정장치를 하면서 치아 사이에 공간을 만들고, 치아 안쪽에 2D 브라켓을 부착하고 철사를 연결한 사진입니다. 치아 안쪽을 보면 다음과 같습니다.

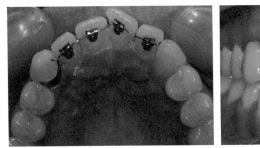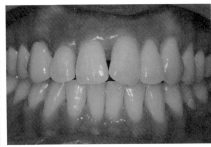

겉으로 봤을 땐 교정을 하는지 전혀 알 수가 없습니다. 이렇게 배열을 한 뒤 앞치아 사이 공간을 없애기 위해 브라켓을 제거하고 투명교정을 2단계 진행했습니다.

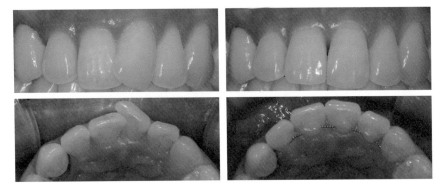

티나지 않은 부분교정 전과 후의 사진입니다. 앞니의 뿌리 축은 평행했지만 눈으로 보이는 부분에서 약간 높이가 맞지 않아 마지막엔 치아 끝을 다듬었습니다.

아래는 또 다른 사례입니다.

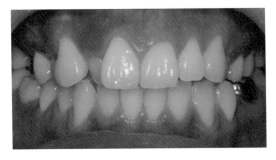

최대한 보이지 않게 교정을 하고 싶다고 하셔서 이번엔 '순면 브라켓 교정 + 2D 브라켓'으로 계획을 세웠습니다. 안쪽으로 들어가있는 치아를 설측부분교정만으로

이동시키기엔 시간이 많이 걸리기 때문입니다.

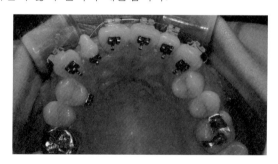

위는 치료 도중의 사진입니다. 치아의 바깥면에서 안쪽면으로 철사를 변경시키는 순간입니다. 눈에 보이지 않게 교정을 하기 위해 안쪽에 철사를 연결하고 바깥면의 브라켓은 제거했습니다.

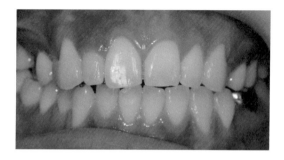

교정이 모두 끝난 뒤의 모습입니다. 표시나지 않게 앞니를 교정하고 싶어하는 분들이 많이 계십니다. 교정 초기부터 마무리할 때까지 쭉 보이지 않게 진행할 수 있습니다. 대신 여러 교정 방법이 순차적으로 적용됩니다. 간혹 보이는 교정을 잠시나마 해야할 수도 있습니다. 현재 치아 상태에 따라 가장 적합한 교정방법으로 진행하는 것이 최선의 치료방법입니다.

14. 전체교정 사례를 통해 나의 경우 어떤 변화가 나타날 수 있는지 알아보세요.

전체교정은 사랑니를 제외한 28개의 치아를 배열하는 치료입니다. 간혹 1개 또는 2개, 4개의 치아를 발거한 뒤 치아교정을 하기도 합니다. 겉으로 보기엔 똑같아 보이지만 어떤 경우엔 발치를 하고, 다른 어떤 경우엔 발치를 하지 않고 교정을 하기도 합니다. 교정 기간 역시 비슷해보이는 경우인데도 어떤 사람은 1년 안에, 다른 어떤 사람은 2년이 넘게 걸리기도 합니다. 그래서 치아 상태에 따라 '어떤 치료를 하는 게 맞다!'라는 정답은 없습니다. 하지만 큰 범주 내에서 치아배열 상태에 따른 치아교정 후 효과를 다른 분들의 치아교정 전후 사진을 통해 미리 가늠할 수는 있습니다.

다양한 치아교정 사례를 통해 지금 내 치아 상태가 치아교정되면 어떤 상태가 될지 상상해보세요.

1) 덧니가 있을 때 (발치하지 않고)

송곳니가 제대로 맹출할 공간이 부족할 때 제 위치보다 위쪽으로 나오게 되는데, 일명 뻐드렁니라고도 부릅니다. 대부분 덧니가 있으면 발치를 해야 한다고 생각을 합니다. 하지만 발치를 하지 않고도 덧니를 교정할 수 있습니다.

사례1의 상단 사진은 각각 정면과 측면에서 본 모습입니다. 송곳니가 바깥으로 뻗어 있습니다. 발치를 하지 않고 송곳니가 제대로 맹출할 수 있도록 공간을 만들어주면서 치아교정을 하면 사례1의 하단 사진과 같이 가지런해질 수 있습니다.

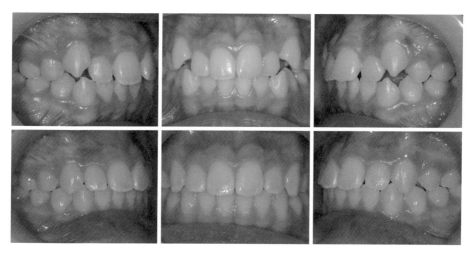

[사례1]

덧니가 있을 때와 없을 때의 차이가 굉장하죠?

아래는 또 다른 비발치 덧니 교정 사례입니다.

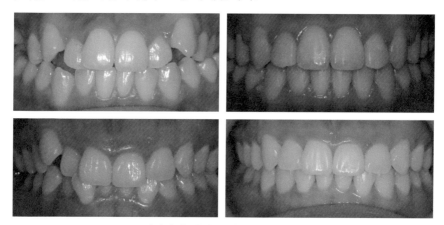

[비발치 덧니 교정 전후 사례]

2) 덧니가 있을 때 (발치하고)

치아가 크거나 악궁이 좁은 경우엔 덧니를 고르게 하기 위해서 발치를 해야 할 수도 있습니다. 이젠 발치를 한 뒤 덧니를 교정한 사례들을 살펴보겠습니다.

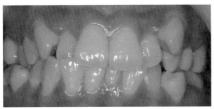 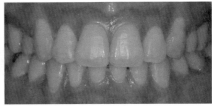

겉으로 보기엔 치아를 발치한 뒤 교정을 했는지, 발치를 하지 않고 교정을 했는지 표시가 나지 않습니다. 얼굴과 동시에 치아배열을 보면 어느 정도는 짐작할 수 있지만 치아만 보고서는 알기가 어렵습니다. 아래 사진은 치아교정 후 씹는 면에서 바라본 모습입니다.

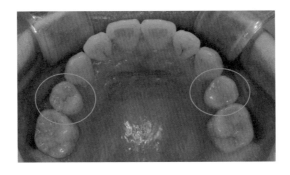

작은 어금니가 2개이어야 하는데, 1개 밖에 보이지 않습니다. 작은 어금니 하나를 발치했기 때문입니다.

다음 사례 역시 치아교정 전 발치를 했습니다.

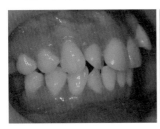 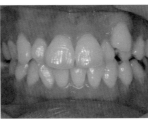 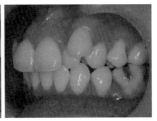

위 치아가 사진 기준으로 오른쪽으로 치우치면서 왼쪽의 송곳니는 바로 맹출했지만 오른쪽 송곳니는 공간이 부족해서 덧니 형태로 맹출해있습니다. 아래 치아는 오른쪽 아래 작은어금니가 하나 없는 상태입니다. 이땐 양쪽 작은 어금니를 발치하지 않고 편측으로 발치를 한 뒤 공간을 만들면서 치아 배열을 했습니다.

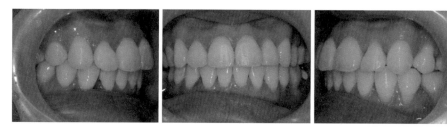

다음은 사진 기준으로 왼쪽에 덧니가 난 사례입니다.

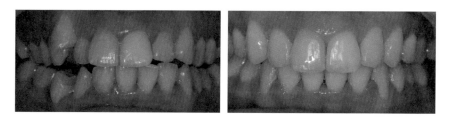

발치를 하고 치아교정을 했더니 치아가 가지런해지는 것은 당연하고, 동시에 염증이 있던 잇몸도 염증 정도가 경감했습니다. 치아가 고르지 못하면 자정작용이 잘 되지 않기 때문에 칫솔질을 조금이라도 소홀히 하면 염증이 금방 생기고, 심해지기 때문입니다.

3) 앞니가 뾰족하게 튀어나왔을 때

입이 전체적으로 나와보이지 않지만, 유독 앞 치아만 툭 튀어나온 경우가 있습니다. 보통 치열궁은 U자 모양을 가지지만 V자 모양을 가지고 있을 때 그렇습니다.

다음 사진을 보면, U자 모양의 상악궁과의 차이가 보이시죠? 무언가의 힘이 상악 양쪽 송곳니를 양쪽에서 안쪽으로 밀어서 송곳니 사이 거리가 줄어들면서 앞 치아가 튀어나온 것처럼 보입니다.

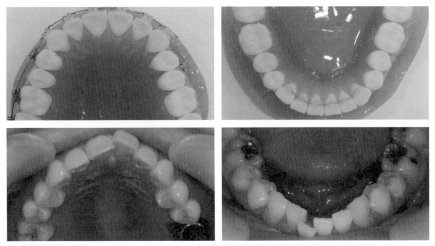

[U자 모양의 상하악궁과 V자 모양의 상하악궁 비교]

실제 앞에서 바라본 모습은 아래처럼 보입니다.

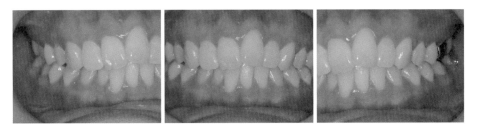

V자 모양의 치열궁을 U자 모양으로 바꾸는 게 치아교정의 목적이 됩니다.

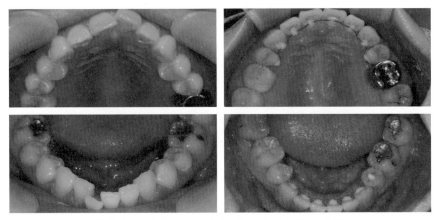

[(상)상악 치열궁의 변화 / (하)하악 치열궁의 변화]

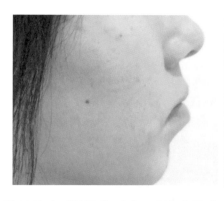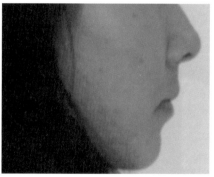

　V 모양의 치열궁을 치아교정하면 부가적으로 튀어나온 입이 들어가는 효과도 얻을 수 있습니다.

　4) 위 아래 앞니 사이가 벌어져있을 때

　대부분의 치아는 씹을 때 위 아래 치아가 모두 골고루 닿습니다. 하지만 어렸을 때의 잘못된 습관이나 혀의 잘못된 위치, 구호흡 등의 원인으로 위 아래 앞 치아가 닿지 않기도 합니다. 그래서 면을 먹을 때 앞니로 끊지 못하고 어금니로 끊어서 먹는데, 불편한 점이 많습니다. 위 아래 앞니 사이에 공간이 있더라도 치아교정이 가능하며, 이와 동시에 어떤 잘못된 습관이 있는 것은 아닌지를 체크하고 개선하면 교정 이후 재발할 가능성이 현저히 줄어듭니다.

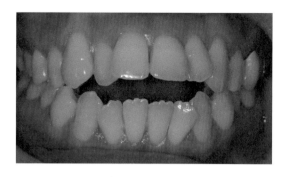

　어금니로 씹었는데, 앞니가 닿지 않습니다. 입도 튀어나왔기 때문에 발치를 하면서 교정을 하기로 계획을 세우고 치아교정을 진행했고, 결과는 다음과 같았습니다.

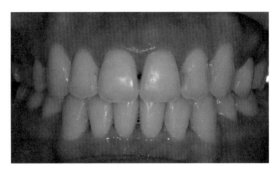

교정 전과 후의 모습이 너무 다르죠? 치아교정은 마법과 같습니다.

아래는 이와 비슷한 다른 사례입니다.

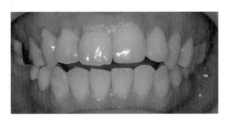 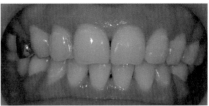

입이 튀어나오고 동시에 라면이 끊기지 않는다는 이유로 치과에 내원하셨던 분입니다. 30대 후반이었는데, 이로 인해 웃을 때 항상 입을 가린다고 하셨습니다.

치아 공간이 부족해서 치아가 겹쳐있으면서 동시에 위 아래 앞니 사이가 벌어져 있습니다. 치아를 유심히 보면 치아교정 후 송곳니와 큰 어금니 사이에 작은 어금니가 하나만 보입니다. 이 분의 경우도 발치를 한 뒤 교정을 했습니다.

5) 입이 튀어나온 경우

얼굴이 작은 사람은 치아가 보통 크기라고 할지라도 치아가 배열된 공간이 부족해서 입이 튀어나올 수 밖에 없습니다. 물론 뼈 자체가 앞으로 튀어나와서 입도 같이 튀어나온 경우도 있습니다. 입이 튀어나오면 어딘지 모르게 불만이 있는 사람처럼 보이기도 하고, 입이 잘 다물어지지 않기 때문에 구호흡이 되어 입안이 건조해지고, 간혹 입냄새가 날 수도 있습니다.

입이 튀어나왔을 때 치아교정을 통해서 얻을 수 있는 장점은 굉장히 많지만, 그 중에서 1등 장점은 '예뻐지고 멋있어진다!'입니다. 튀어나온 입 때문에 치아교정을 받으신 분의 전과 후 옆모습입니다.

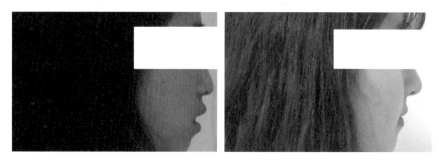

교정을 시작했을 땐 고2였고, 교정이 끝났을 땐 대학교 신입생이었는데, 옆모습에서 차이가 너무 많이 나죠? 실제 구강 내 치아의 모습은 아래와 같습니다.

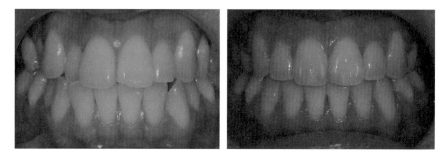

치아 사진만 보면 단순히 가지런해진 것만 보입니다.

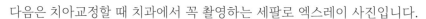

다음은 치아교정할 때 치과에서 꼭 촬영하는 세팔로 엑스레이 사진입니다.

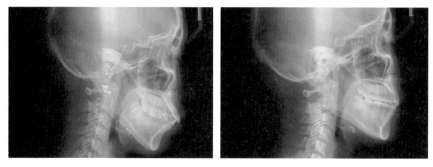

왼쪽 사진은 위 앞니가 앞으로 툭 튀어나와 보이지만, 오른쪽 사진에서 위 앞니

는 안쪽으로 쏙 들어가면서 입이 들어갔습니다. 실제 치아를 보면 많은 변화가 보입니다.

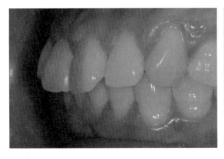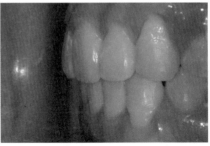

입이 튀어나온 이유로 치과에 오는 분들은 많이 계신데, 아래의 경우도 마찬가지입니다.

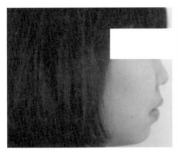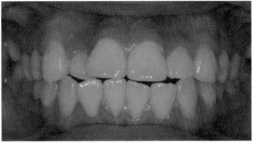

입이 튀어나오고 위 아래 앞니 사이도 벌어져있어서 치과에 오셨습니다. 발치를 하면서 전체치아교정을 하기로 치료계획을 세우고 2년여에 걸쳐 교정이 진행되었습니다. 그 결과 입은 들어가고 치아는 가지런해졌고, 면도 끊어 먹을 수 있게 되었습니다.

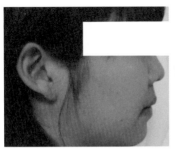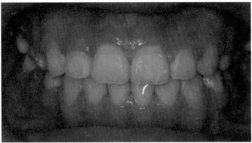

6) 앞니가 서로 겹쳐있는 경우(발치 케이스)

치아 배열될 공간이 부족하면 치아는 가지런하게 배열되지 못하고 서로 겹쳐서 맹출합니다. 치아가 겹쳐 있으면 보기에 좋지 않을 뿐 아니라, 잇몸 건강에도 좋지 않습니다.

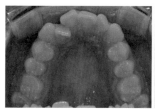 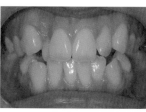 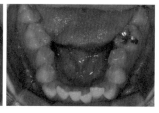

좁은 공간에 치아들이 빽빽하게 맹출되어 있습니다. 두 번째 앞 치아는 아예 안쪽으로 들어가 있고, 전체적인 치열궁의 모양도 U자가 아니라 울퉁불퉁합니다. 공간 확보를 위해 발치를 한 뒤 치아교정을 진행하기로 치료계획을 세웠습니다.

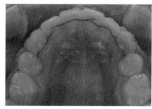 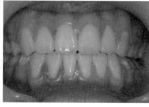 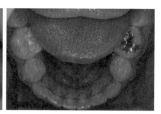

치아교정 후 치열궁이 아름다워졌습니다.

아래는 또 다른 사례입니다.

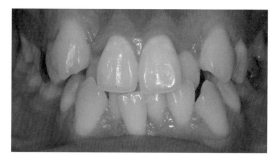

이전의 경우에 비해 치아의 겹침(총생, crowding)이 훨씬 더 심합니다. 심하다

못해 송곳니가 바깥으로 뻗어 있고, 아래 앞치아들은 한 치아가 정상 위치에서 앞으로 툭 튀어나와있습니다. 이대로 놔뒀다간 아래 앞치아는 빠지게 될 것입니다. 발치를 하면서 치아교정을 빨리 해줘야 하며, 그 결과는 아래와 같았습니다.

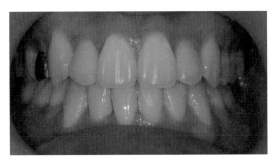

치아교정은 단순히 치아를 가지런하게 하는 게 아니라, 치아를 살리는 길이기도 합니다.

7) 앞니가 서로 겹쳐있는 경우(비발치 케이스)
겹쳐있는 양이 발치를 통해 공간을 확보해야 할 정도가 아닌 경우가 있습니다.

이 땐 악궁을 확장하거나 어금니를 후방쪽으로 이동을 시키면서 공간을 인위적으로 만듭니다. 발치를 하지 않아도 되고, 발치교정에 비해 치아교정 시간이 단축되는 장점이 있습니다.

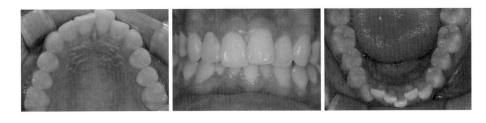

아래 앞니 배열이 흐트러지면서 위 앞니까지 영향을 미친 경우입니다. 위 치아는 치아배열만 하고, 아래 치아는 큰 어금니를 뒤쪽으로 이동시키면서 공간을 확보해서 치아배열을 했더니 아래와 같이 가지런해질 수 있었습니다.

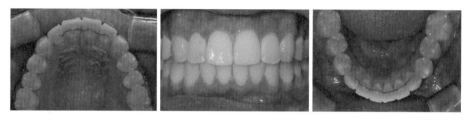

다음은 위 앞 치아가 겹쳐있으면서 동시에 위 아래 앞니가 닿지 않는 사례입니다.

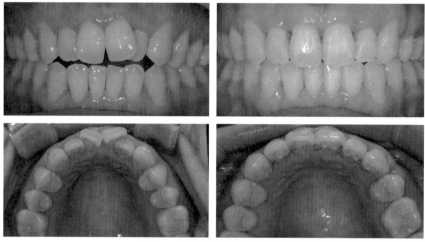

[치아교정 전후]

8) 위 앞 치아가 아래 앞 치아를 많이 덮고 있는 경우

위 아래 치아를 씹을 때, 아래 앞니가 잘 보이지 않는 경우가 있습니다. 위 앞니가 아래로 많이 내려왔거나, 아래 앞니가 위로 많이 올라간 것입니다. 이로 인해 교합의 균형이 깨지기도 합니다.

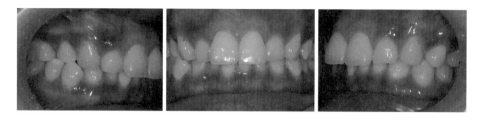

이와 같은 경우는 위 치아 배열은 정상에 가깝지만, 아래 앞 치아가 안쪽으로 기

울어지면서 정출한 사례입니다. 그래서 아래 앞 치아를 뼈 속으로 이동시키는 교정이 필요한데, 치아의 움직임 중에서 가장 어려운 움직임이 치아를 뼈 속 방향으로 이동시키는 것이라, 교정 초기부터 힘을 부여하는 게 좋습니다. 이런 일련의 치아 교정을 통해 아래 사진처럼 완료가 되었습니다.

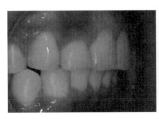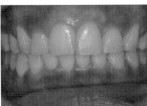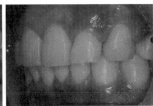

9) 위 턱이 앞으로 튀어나온 경우

위 턱이 앞으로 나왔다는 것은 어떤 모습일까요?

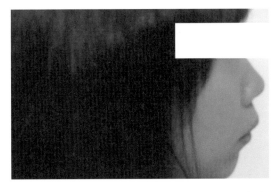

위 사진처럼 아랫입술에 비해 윗입술이 툭 튀어나와 보입니다. 실제 치아를 보면 위 치아가 아래 치아에 비해 앞으로 많이 나와있는 것을 알 수 있습니다.

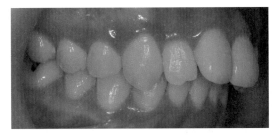

단순히 치아만을 기준으로 생각한다면, 상악 치아배열이 정상일 수도 있고, 하악

치아배열이 정상일 수도 있기 때문에 오류가 생길 수 있습니다. 그래서 치아교정에서는 세팔로 촬영을 하는데, 이보다 손쉽게 얼굴을 보면 어느 쪽 치아가 정상적인 배열인지 대개 알 수 있습니다. 얼굴을 보니 위 치아들이 앞으로 나온 것 같죠?

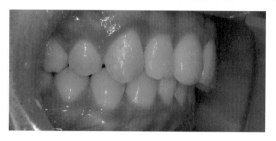

교정 후 위 턱이 안쪽으로 들어갈 수 있었습니다. 또 다른 사례를 보겠습니다.

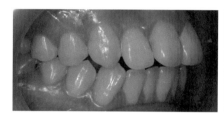 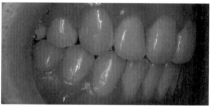

아래 치아의 위치가 정상이었기 때문에, 위 치아를 뒤쪽으로 이동시키는 치아교정을 하였고, 결과적으로 위 입술이 안쪽으로 들어가는 성형 효과를 볼 수 있었습니다.

10) 아래턱이 나온 경우(주걱턱)

아래턱이 위턱이 비해 앞으로 나온 경우를 주걱턱이라고 합니다. 주걱턱 개선을 위해서는 대부분 양악수술이 필요한 경우가 많습니다. 하지만 주걱턱일 때도 치아교정이 가능할 때가 있습니다. 위 아래 앞니 끝끼리 씹히게 할 수 있다면 말입니다.

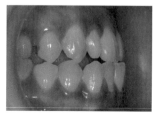 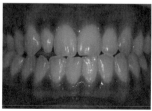 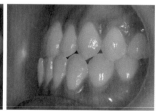

아래턱이 앞으로 나왔지만 앞니 끝끼리 닿게(edge to edge bite) 할 수 있었습니다. 그래서 수술을 하지 않고 치아교정하기로 계획을 세우고, 두 번째 앞니는 크기가 작았기 때문에 교정 후 라미네이트 시술을 하기로 했습니다.

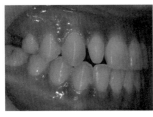 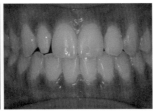 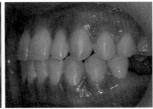

위 치아는 약간 전방으로 이동시키고, 아래 치아는 약간 후방으로 이동시키면서 정상적인 교합관계를 가질 수 있었습니다.

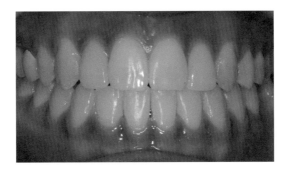

치아교정이 끝난 뒤 유지장치를 하고, 1달 정도 지난 뒤 두 번째 앞니(왜소치)를 라미네이트 치료했습니다. 주걱턱이라고 해서 무조건 수술을 해야 하는 것은 아니기 때문에, 꼭 한 번 edge to edge bite가 되는지 확인해보시기 바랍니다.

11) 위 아래 앞니가 반대로 물리는 경우

간혹 위 앞니 한 두 개가 안 보이는 분들을 봅니다. 정상적인 위치에 비해 안쪽으로 맹출했기 때문입니다. 치아가 있어야 할 공간에 치아가 없으니 다음 사진(194pg 참고)처럼 잇몸이 증식해서 그 위치를 차지해 버리기도 합니다.

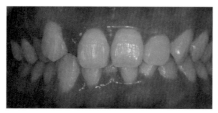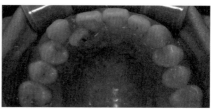

이런 상태로 시간이 계속 흐른다면 두 번째 앞니는 더욱더 안쪽으로 이동하고, 양쪽 치아가 서로 만나게 될 것입니다. 그땐 안쪽에 위치한 치아를 뽑아야 할 상태일 것입니다. 치아를 보존하기 위해, 잇몸을 건강하게 하기 위해 하루라도 빨리 교정을 하는 게 좋습니다.

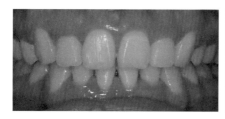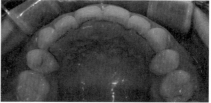

치아가 올바른 위치에 있으니 잇몸이 저절로 좋아진 것을 확인할 수 있습니다.

12) 얼굴과 치아 중앙이 맞지 않은 경우

어떤 이유에서인지는 정확하게 알 수 없지만, 위 아래 치아가 틀어져 있을 수 있습니다.

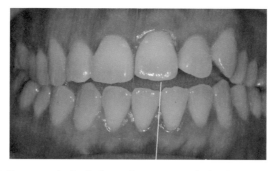

위 치아는 오른쪽으로, 아래 치아는 왼쪽으로 돌아가 있습니다. 이 땐 서로 반대 방향으로 전체 치아를 이동시켜야 하는데, 모든 치아가 거의 비슷한 양의 거리를

이동해야 합니다. 교정시간이 일반적인 발치교정에 비해 더 많이 소요됩니다. 하지만 결과가 좋으면 당연히 투자할만 하겠죠?

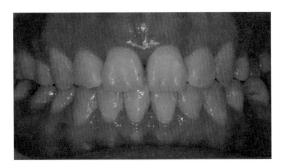

15. 부분교정 사례를 통해
나의 경우 교정이
가능한지 알아보세요.

전체교정의 장점이 있습니다. 위 아래 치아의 배열을 한꺼번에 맞출 수 있기 때문에 전체 치열의 균형 측면에서 생각한다면 전체교정이 치아교정치료의 우선순위가 되어야 합니다. 하지만 어금니는 위 아래 교합이 좋은데, 앞니만 이상한 경우가 있습니다. 물론 앞니, 어금니 모두 교합이 좋지 않은 경우도 있습니다.

전체교정의 교정기간이 1년 6개월에서 길게는 3년이 소요되기도 하기 때문에 선뜻 치아교정의 세계에 발을 못 디딜 수 있습니다. 어금니의 교합이 좋지 못하면서 앞니까지 상태가 좋지 않다고 무조건 전체교정을 강제로 할 수는 없습니다. 웃을 때나 말할 때 본인은 스트레스를 받지만 2년 여의 기간을 교정장치를 끼고 살아야 하기에 선뜻 결정을 못내립니다.

이때 앞니만으로 빠른 시일 내에 가지런하게 할 수 있다면 좋지 않을까요? 전체교정을 하지 않고 눈에 보이는 부분만 교정을 하는 것은 전체 균형을 생각해서 꼭 좋은 것은 아니라고 말씀하는 치과의사 분들도 계시는데, 이 말도 맞는 말입니다. 하지만 앞니라도 가지런해질 수 있고, 이로 인해 올라가는 행복지수는 돈으로도 살 수 없습니다.

이제 내 앞니 상태가 부분교정을 통해 예뻐질 수 있는지 여러 사례를 통해 알아보겠습니다.

1) 위 앞니 하나가 안으로 씹히는 경우

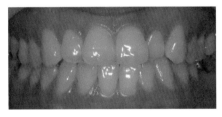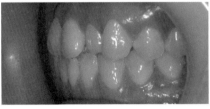

위 치아는 아래 치아에 비해 바깥에 위치해야 합니다. 하지만 맹출 과정에서 안쪽으로 밀려서 났다면 저절로 앞쪽으로 이동할 수 없고, 위 사진처럼 갇혀버리게 됩니다.

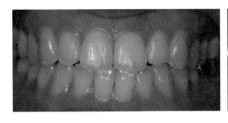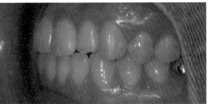

부분교정을 한 뒤의 모습입니다.

아래의 사례는 거꾸로 깊히 씹히는 모습입니다.

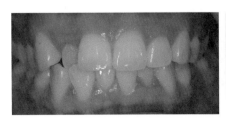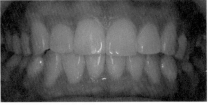

심해보이는 경우라도 부분교정은 가능합니다

2) 위 앞니 두 개가 동시에 안으로 씹히는 경우

한 개의 치아가 아니라 양쪽 동시에 거꾸로 씹힐 수 있습니다. 이 경우는 한 개만 거꾸로 씹히는 경우에 비해 시간이 약간 더 소요되지만 부분교정이 가능합니다.

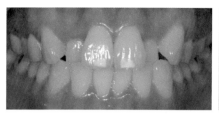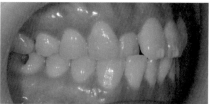

부분교정을 통해 아래처럼 가지런해졌습니다.

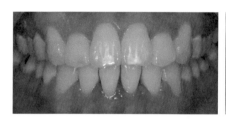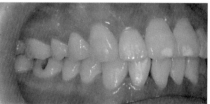

다음 사례는 위의 사례보다 좀 더 심해보이는 경우인데, 그럼에도 불구하고 앞니 부분교정을 통해 변신을 할 수 있습니다.

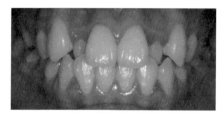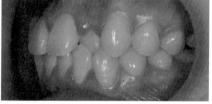

두 번째 앞니 주변으로 잇몸이 부어있으면서 이전의 경우와 다르게 정면에서 잘 보이지 않을 정도입니다.

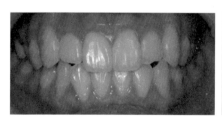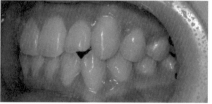

부분교정 후 잇몸은 건강해지고 치아배열 역시 예뻐졌습니다.

3) 덧니가 있는 경우

덧니라고 하더라도 교정의 관점에서 볼 때 똑같은 상태일 수 없습니다. 어떨 땐 발치교정을 하고, 어떨 땐 비발치교정을 합니다. 하지만 아래처럼 부분교정을 하는 경우도 있습니다.

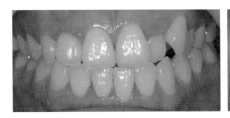
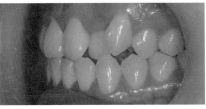

두 번째 앞니가 약간 안으로 들어가면서 송곳니가 반대편 송곳니에 비해 위쪽으로 올라가 있습니다. 전체교정을 할 수도 있지만, 결혼을 앞두고 있었기 때문에 부분교정을 하기로 계획을 세웠습니다.

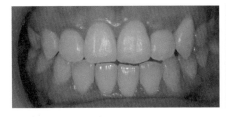
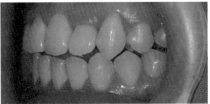

원래의 송곳니 자체가 길었고, 반대편 송곳니가 짧았기 때문에 약간의 차이는 있지만 이전에 비해 너무 다른 인상이 되었습니다. 사진은 없지만 반대편 송곳니는 잇몸성형 시술로 잇몸라인을 조화롭게 만들었습니다.

또 다른 사례들입니다.

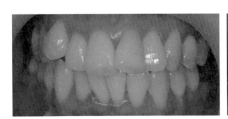
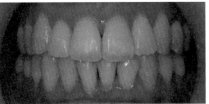

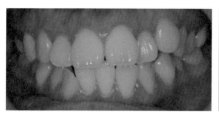 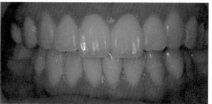

4) 앞니들이 거꾸로 씹하는 경우

주걱턱으로 보이는데, 위 아래 치아의 배열을 보면 심하지 않는 경우가 있습니다. 아래처럼 어금니의 교합은 좋은데, 앞니만 거꾸로 씹히는 것입니다.

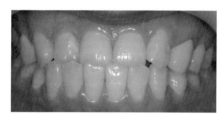 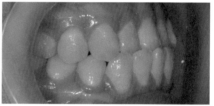

위 앞 치아는 앞으로 이동시키고, 동시에 아래 앞 치아는 안쪽으로 이동시키는 부분교정 계획을 세우고, 부분교정을 한 결과 아래처럼 예뻐졌습니다.

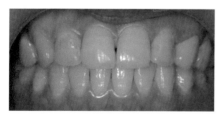 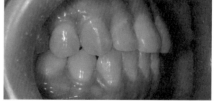

5) 앞니 하나가 새부리처럼 튀어나온 경우

앞니가 앞으로 튀어나오는 이유는 크게 두 가지가 있습니다. 치아가 전체적으로 앞으로 이동한 경우이거나, 치열궁의 폭이 줄어든 때입니다. 또한 위 아래 치아의 크기 폭의 비례가 깨질 때도 치아 배열이 틀어집니다. 이런 위 아래 치아의 부조화가 생겼을 땐 전체적으로 어금니를 후방으로 또는 좌 우측으로 벌어지게 만드는 전체교정을 우선 고려합니다. 간혹 치아 크기 비율 문제라면 치아를 약간 삭제하기도 합니다. 하지만 이런 교정을 하지 못하는 경우라도 앞니를 가지런하게 부분교정을 할 수 있습니다.

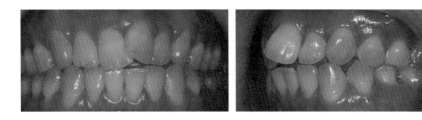

어금니 교합은 좋은데, 앞니 하나가 툭 튀어나와서 입술이 자꾸 걸려서 불편하고, 사진을 찍을 때 예쁘지 않다고 치과에 오셨습니다.

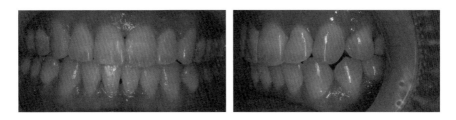

튀어나온 치아를 안으로 교정하면서 치아의 라인까지 맞추면서 부분교정을 마무리했습니다.

또 다른 부분교정 사례입니다.

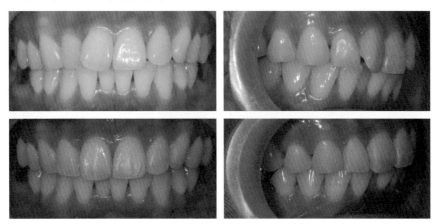

6) 아래 앞니가 겹쳐있는 경우

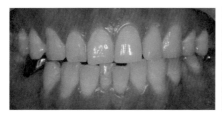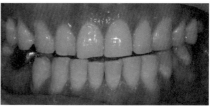

세월이 지나면서 예전에는 가지런했던 앞니 특히 아래 앞니가 비뚤해질 수 있습니다. 모든 치아는 시간이 흐르면서 약간 전방으로 이동하려는 자연스런 현상이 있는데, 이때 앞니 치아 사이의 균형이 깨지면서 치아가 비틀어집니다.

치아가 겹쳐 있으면 칫솔질을 같은 방식으로 하더라도 잇몸에 염증이 잔존하게 됩니다. 치아가 가지런하게 되면서 보기에도 좋고, 잇몸도 건강하게 된 사례입니다.

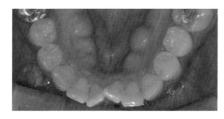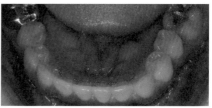

아래 앞니 2개 치아가 안쪽으로 밀려 들어가더라도 부분교정을 통해 가지런한 치열로 변신할 수 있습니다.

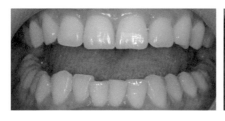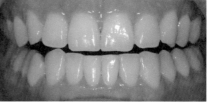

아래 앞니 하나가 앞으로 튀어나온 경우도 단기간 내에 예뻐질 수 있습니다.

7) 위 아래 치아가 너무 많이 튀어나와 발치를 해야 할 것 같은 경우

치아가 약간 겹쳐 있다면 치아의 사이즈를 줄이거나, 공간을 만들어서 교정을 할 수 있습니다. 하지만 치아가 겹쳐 있는 정도가 심할 때도 부분교정이 가능할까요?

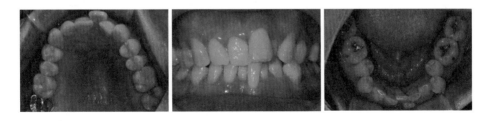

부분교정 전 상태입니다. 이렇게 겹침 정도가 심할 때 전체교정을 하거나 부분교정을 하더라도 아래 앞니 하나를 발치하는 경우가 많습니다. 하지만 최대한 내 치아를 살리고 싶어하셨기 때문에 치아를 보존하면서 부분교정을 하는 것으로 치료계획을 세웠습니다.

부분교정 이후의 결과는 아래와 같습니다.

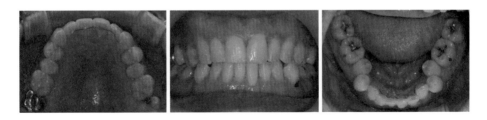

치아의 사이즈를 점진적으로 줄이면서 부분교정을 진행했고, 교정기간은 9개월로 보통의 경우보다 약간 더 소요되었습니다.

다음은 또 다른 사례입니다. 위 치아를 예전에 가지런하게 하기 위해 보철을 했다고 하셨는데, 잇몸이 변색되고, 아래 치아 역시 가지런하게 하고 싶어서 오셨습니다. 위 치아는 보철 재치료를, 아래 치아는 부분교정 치료계획을 세우고 치료를 진행했습니다.

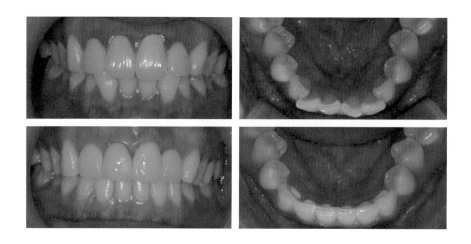

8) 앞 치아 하나 높이가 다른 경우

앞 치아가 가지런하지 않는 이유는 다양합니다. 그 중에서 한 치아만 유독 높이가 다를 수 있는데, 아래와 같은 경우입니다.

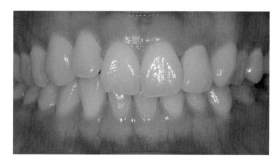

가운데에서 두 번째 앞니가 위로 올라가 있으면서 잇몸라인이 맞지 않고, 치아와 치아 사이의 자정작용이 잘 되지 않아 충치까지 생겼습니다. 이럴 땐 충치치료를 한 뒤 부분교정을 하면 치아와 동시에 잇몸라인까지 예쁘게 변신할 수 있습니다.

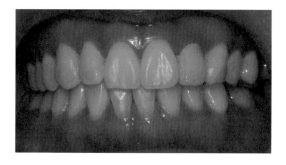

부분교정으로 앞니의 배열이 달라지면 몇 개월만에 전혀 다른 사람의 모습이 됩니다. 아래는 또 다른 사례입니다.

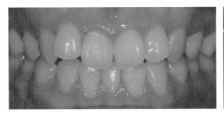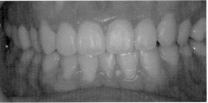

9) 앞 치아 사이가 벌어진 경우

앞니 사이가 벌어져있다면 치료 방법은 다양할 수 있습니다(치아 읽어주는 남자 1권 참고). 각각의 케이스 별로 최적의 치료방법은 다릅니다. 이 파트에서는 부분교정으로 벌어진 앞니를 가지런하게 변신한 경우를 보여드리겠습니다.

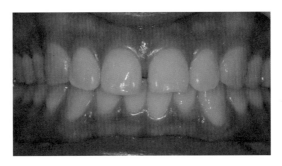

언제부턴가 앞니가 조금씩 벌어지더니 위 사진처럼 큰 공간이 생겼다고 하셨습니다. 원인은 바로 아래 앞 치아의 뒤틀림이었는데, 일단 위 치아부터 가지런해지길 원하셔서 위 치아만 부분교정을 한 사례입니다.

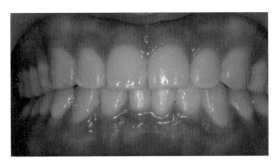

앞니가 벌어져있는 상태와 벌어져있지 않는 상태의 차이는 엄청납니다.

또 다른 사례들입니다.

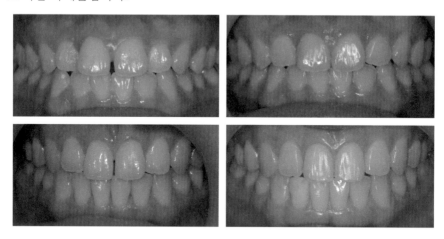

10) 앞니가 토끼이빨처럼 튀어나온 경우

토끼하면 긴 귀와 동시에 튀어나와 있는 앞니가 생각납니다. 주변 분들을 보면 유독 위 앞니 두 치아가 툭 튀어나와있는 경우가 종종 있습니다. 치과엔 손잡이에 부딪히거나 넘어져서 앞니가 깨져서 오는 분들이 간간히 계시는데, 대부분 앞니가 튀어나온 분들입니다. 튀어나왔기 때문에 충격에 취약할 수 밖에 없습니다.

이런 토끼 이빨처럼 생긴 앞니도 부분교정을 가지런하게 할 수 있습니다!

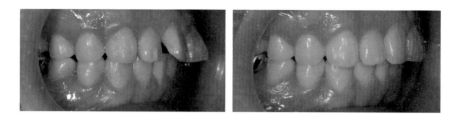

앞니가 튀어나온 게 고민이어서 치과에 오셨던 분입니다. 사진으로 보더라도 튀어나온 양이 굉장히 많습니다. 이 역시도 부분교정을 통해 변신하였습니다. 드라마틱하지 않나요?

또 다른 사례입니다.

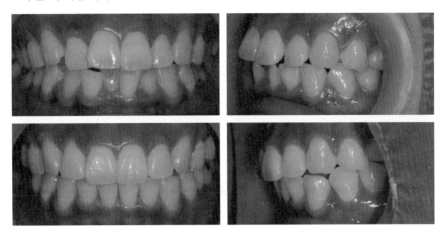

11) 앞니가 회전하면서 튀어나온 경우

앞니가 토끼 이빨처럼 툭 튀어나오기도 하지만, 튀어나오면서 회전하는 경우도
있습니다. 단순히 튀어나온 것에 비해 치아가 배열될 공간이 부족하게 됩니다.

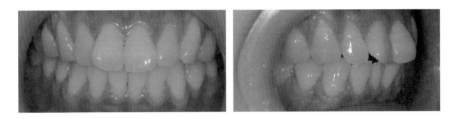

치아 크기를 조금씩 줄이면서 치아를 원상태의 위치로 회전시키면서 안쪽으로
이동시키는 부분교정을 한 결과는 아래와 같습니다.

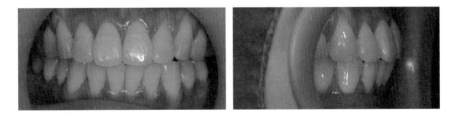

또 다른 사례입니다.

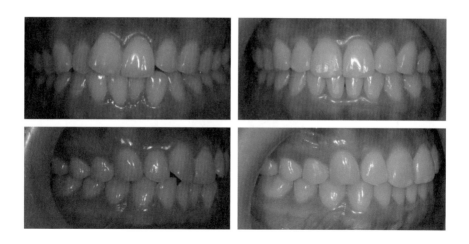

12) 앞 치아 축이 기울어진 경우

치아의 배열히 흐트러질 때 간혹 치아의 축이 기울어지기도 합니다. 축이 기울어졌다는 것은 뿌리 끝이 이동했다는 뜻이기 때문에 겉으로 보이는 치아의 움직임에 비해 뿌리가 이동해야 할 거리가 길어집니다. 이로 인해 부분교정 기간이 좀 더 길어집니다.

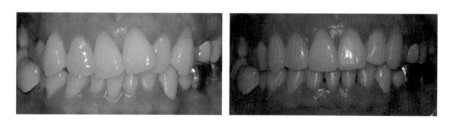

교정 전, 앞 치아 기울어진 게 보이시죠? 이런 경우 부분교정으로 축을 정상으로 되돌릴 수 있습니다. 위 치아의 축이 주변 치아와 조화롭게 되었으며, 겹쳐있던 아래 앞니 또한 가지런해졌습니다. 또 다른 사례들입니다.

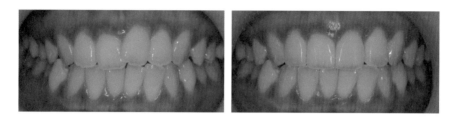

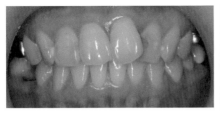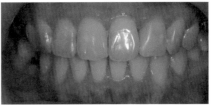

13) 앞 치아 하나가 90도 회전한 경우

어떤 이유에서인지는 모르겠지만, 앞 치아 하나가 90도 회전되어 있기도 합니다. 가지런하게 하려면 90도 되돌려야 하는데, 그만큼 보통의 부분교정에 비해서 시간이 좀 더 소요됩니다.

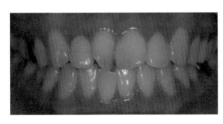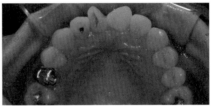

정면에서 바라보는 모습보다 씹는 면에서 바라보는 모습에서 심각성이 많이 느껴집니다. 하지만 부분교정만으로도 아래와 같은 결과가 나타납니다.

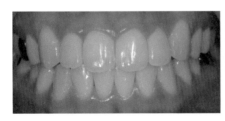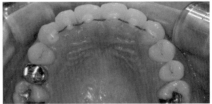

이 외에도 여러 케이스들이 있습니다.

대표적인 것들로만 목차를 나눴는데, 현재 내 앞니 상태와 비슷한 경우를 찾으셨나요? 부분교정만으로 교정치료를 마무리한 경우들인데, 모든 경우에 부분교정만이 능사는 아닙니다. 전체교정이 꼭 필요할 수도 있습니다. 하지만 비교적 짧은 기간(6개월±3개월)내에 앞니 때문에 생긴 콤플렉스를 해소할 수 있다는 점은 너무 큰 장점입니다.

치아성형

10~15여년 전 라미네이트 시술이 유행했습니다. 서울의 한 치과에서 대대적으로 연예인 홍보를 하면서 선풍적인 바람이 불었습니다. 치아미백은 시간이 지나면서 치아 색상이 천천히 돌아오기 때문에 스케일링처럼 정기적으로 시술이 필요하지만, 라미네이트는 변색이 되지 않는 세라믹이기 때문에 영구미백이라는 이름으로도 광고되었습니다.

전통적인 방식의 라미네이트로는 치아의 형태를 수정할 수 없는 경우가 많기 때문에, 치아 삭제량이 많아지기도 하고, 심지어 신경치료를 하면서 변형 라미네이트 시술이 이루어졌습니다.

하지만 시간이 지나면서 기존 방식의 치료보다 라미네이트 자체 강도는 좀 더 높게, 치아의 삭제는 좀 더 적게 하는 방향으로 변화되었습니다. 치아삭제량이 많아야 하는 경우 또는 치아의 크기 비율을 예쁘게 하기 위한 경우엔 치아교정과 콤비로 치료를 진행합니다.

1. 치아성형은 무조건 치아를 많이 삭제할까?

치아성형이라는 단어는 현재의 치아모양을 가지런하고 예쁘게 바꾼다는 의미에서 만들어진 말입니다. 치아성형을 하는 방법으로 올세라믹 크라운, 라미네이트가 대표적입니다. 그런데 치아성형을 하면 무조건 치아를 많이 깎을까요?

올세라믹의 경우는 치아를 많이 삭제합니다. 치아를 씌우기 때문입니다. 아래의 경우는 올세라믹으로 치료를 결정하고 치료를 했습니다.

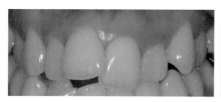 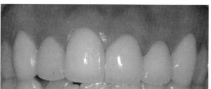

튀어나와있던 부분은 삭제가 되었고, 전체적으로 치아의 크기가 작아졌기 때문에 치아 삭제량이 원래 치아의 1/3 정도였습니다.

라미네이트의 경우는 치아의 보이는 부분 즉 앞쪽 치아만 삭제를 하기 때문에 올세라믹에 비해 삭제량이 현저히 줄어듭니다.

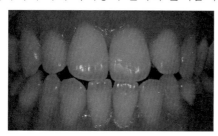 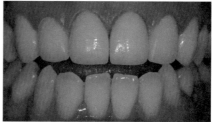

위 앞니 4개 치아를 라미네이트로 치료한 사례인데, 앞 치아가 커보이는 게 싫다고 하셔서 앞 두 치아만 약간 더 삭제 후 치료를 완료했습니다.

올세라믹과 라미네이트 모두 치아를 어느 정도 삭제합니다. 그래서 시술 전 마취를 합니다. 선택적으로 삭제가 더 되는 부분이 생기는데, 이때 통증이 오기 때문입니다.

위와 같은 시술을 통하지 않고 치아에 스크래치만 주면서 치아성형을 하는 방법이 있습니다. 바로 루미네이트입니다. 루미네이트는 기존 라미네이트를 더 얇고 작게 만든 것입니다. 필요한 부분만 선택적으로 덧붙이는 것인데, 치아 삭제가 현저히 줄어든다는 가장 큰 장점이 있습니다.

모든 치아에 일률적으로 치아성형의 치료방법을 적용하지 않습니다. 특별한 사정으로 1주일 이내에 가지런한 치아가 필요한 경우가 있을 수 있는 반면에 시간이 걸리더라도 치아의 삭제량을 최소화하면서 치아를 가지런하고, 깨끗하게 하고 싶다면 부분치아교정을 한 뒤 루미네이트 치아성형을 할 수도 있습니다.

인터넷 검색을 통해 어떤 치료방법이 좋다고 하니까 나도 그 방법으로 치료받아야지라는 생각이 꼭 내 치아 건강과 정신적인 건강에 좋은 것만은 아닙니다. 물론 그 방법이 본인에게 딱 맞는 치료방법일 수도 있지만 아닐 수도 있으니 꼭 치과에 가셔서 상담을 받아보시고, 시간이 허락된다면 몇 군데 더 가서 상담을 받아보시는 게 좋겠습니다.

2. 앞니 신경치료하고
이를 씌우면
잇몸이 까맣게 된다?

신경치료는 치아 내부의 신경조직을 모두 제거하면서 뿌리 내부와 뿌리 외부에 있는 염증을 제거한 뒤, 신경조직이 없어진 빈 공간을 인공물질로 채우는 것입니다.

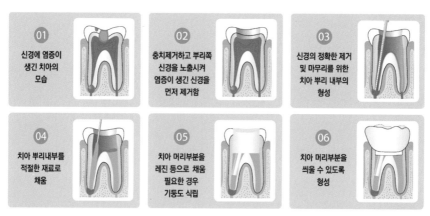

인공물질의 종류는 대부분 Gutta percha cone이며, 통상적으로 원뿔처럼 생겼고, 이 cone들을 빈 공간에 끼워넣는 식으로 신경치료를 마무리합니다. 동시에 cone과 cone 사이 빈 공간은 sealer 재료로 메꿉니다.

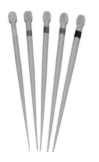 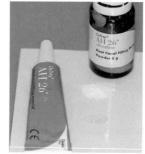

하지만 위의 재료들로 신경치료를 마무리했을 때, 재료 자체의 변색과 동시에 미세누출(microleakage)이 발생됩니다. 이로 인해 신경치료 후 뿌리가 변색이 되고, 이 변색이 잇몸으로 투영되면서 아래와 같은 모습이 되는 것입니다.

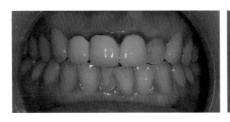 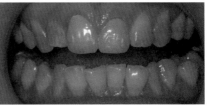

어금니보다는 앞니에서 이런 일이 발생되면 자신도 모르게 환하게 웃는 게 힘들어질 수 있습니다. 그래서 이런 일이 발생되지 않도록 하는 여러 방법이 존재합니다.

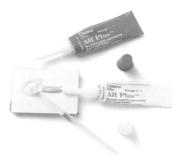

첫 번째, 자체적으로 변색이 되는 sealer를 변경하는 것입니다. 기존의 sealer에는 철이온이 함유되어 있어서 시간이 경과함에 따라 자체 변색이 생기는데, 철 이온을 제거한 sealer를 사용하는 것입니다.

두 번째, Gutta percha cone이 비어있는 신경관을 밀폐하지 못하는 것을 개선하는 것입니다. 적층식 방법이 아니라, cone 자체를 녹여서 채워넣거나, MTA 재료로 충전을 하거나, 아니면 cone과 MTA를 동시에 충전하는 방식입니다.

위의 방법 모두 중요하지만 신경치료 후 변색이 되지 않게 하는 가장 중요한 방법, 세 번째는 가장 기본이 되면서 단순한 방법입니다. 아래 그림에 답이 나와있습니다.

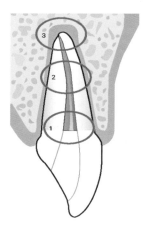

앞니의 단면을 보여주는 그림입니다. 그리고 신경치료를 하면서 빈 신경관에 cone을 넣은 부분이 적색으로 보이는 부분이며, 신경치료를 하면서 치아에 생긴 큰 구멍을 메꾼 부분은 하얀 부분입니다. 위 그림을 자세히 보면 오른쪽 치조골(살색 부분)과 거의 유사한 위치까지만 cone이 위치한 게 보입니다. 바로 이게 치아 변색을 막는 핵심입니다.

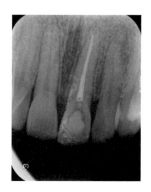

위의 엑스레이는 치조골 높이까지 gutta percha cone을 제거한 경우이며, 만약 이와 같이 신경치료를 하지 않고 마무리 후 치아를 씌웠다면 100% 잇몸 부위는 까맣게 되고, 돈을 들여서 치과치료를 받았음에도 자신있게 웃지 못하는 현실에 마주하게 됩니다.

다음 사진은 실제 검어진 잇몸 때문에 재치료를 받으신 분들의 경우입니다.

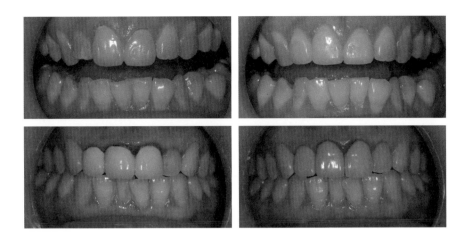

잇몸이 검게 변해서 오는 분들은 대개 앞니 때문에 오십니다. 왜냐하면 어금니의 경우는 잘 보이지 않고, 본인 스스로도 모르고 있는 경우가 많기 때문입니다. 만약 앞니의 잇몸이 검게 변해있어서 이게 콤플렉스가 된다면 재치료를 통해 웃을 때 자신감을 가지면 좋겠습니다.

3. 잇몸이
검게 변했어요!

앞니를 크라운 치료받은 경우 잇몸이 검게 변한 경우가 많이 있습니다. 잇몸이
검게 변하면 웃을 때 잇몸에 뭔가가 묻어있는 것처럼 보입니다.

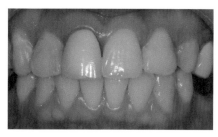 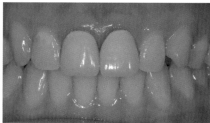

여러 이유가 있을 수 있지만 가장 많은 이유로 2가지를 생각해볼 수 있습니다.

첫 번째는 크라운의 종류가 PFM(Porcelain Fused Metal), PFG(Porcelain
Fused Gold)인 경우입니다.

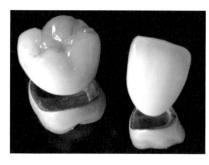 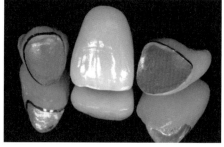

예전엔 치아 색상의 보철을 하기 위해서 세라믹을 사용했는데, 강도가 약해서 내
부엔 금속을 사용했습니다. 하지만 금속의 색상이 잇몸을 통해 비춰보이기도 하고,
세월이 흘러 잇몸이 퇴축되는 경우 치아 색상이 어두워 보입니다.

두 번째는 치아 내부의 변색입니다. 치아 내부의 변색은 대부분 신경치료 후에 나타나는데, 이에 대한 내용은 바로 이전 장에 기술이 되어 있습니다. 앞니 보철 주변이 어둡게 되면 당연히 웃을 때 손을 가리거나 수줍게 웃을 수 밖에 없습니다. 이에 대한 해결 방법은 위의 두 가지 이유를 제거하는 것입니다.

먼저 기존 보철물을 교체합니다. 앞니이기 때문에 자연스러움이 최우선 고려대상입니다. 그래서 금속이 전혀 들어가 있지 않는 세라믹크라운으로 치료를 합니다.

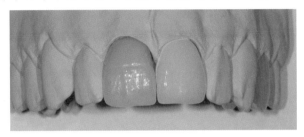

모형상에서의 지르코니아 보철의 모습입니다. 지르코니아 보철을 빼내어 자세히 보면 아래와 같습니다.

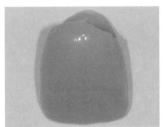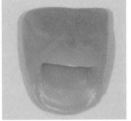

동시에 치아 내부 변색을 제거합니다. 실활치 미백과정을 통해 미백을 합니다. 위와 같은 과정으로 치료를 받으면 어떤 변화가 나타날까요?

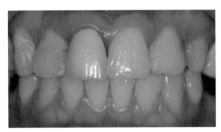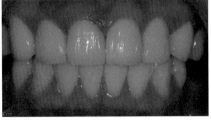

같은 사람이라고 보기 어렵겠죠? 검은색으로 변한 잇몸은 원래의 색상을 되찾았

습니다. 주변 치아의 표면에 흠이 많았기 때문에 기존 PFM은 올세라믹으로, 나머지 치아는 라미네이트로 치아 색상과 모양을 변경한 경우입니다.

다음 사례를 보겠습니다.

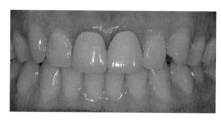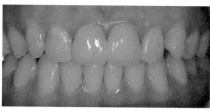

치아가 보이시나요? 잇몸 색상이 본연의 색으로 돌아옴과 동시에 보철의 느낌, 즉 탁함이 사라지고 자연치아와 같이 느껴집니다.

아래 사례의 변화 역시 너무 예쁩니다.

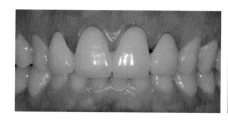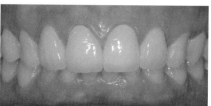

예전에 앞니 보철을 했는데, 잇몸 색상이 검게 변했다면 이것으로 인해 속상해만 하고 계시지 마세요. 깨끗한 치아와 잇몸으로 되돌이킬 수 있고, 환하게 마음껏 웃을 수 있습니다.

4. 치아를 깎지 않고
치아성형을 할 수 있을까?

치아성형이라는 말은 치과의 치료과목에는 없는 단어입니다. 치과 치료과목 중 보철치료나 보존치료 중 하나로 볼 수 있는데, 치료 후 성형을 한 것 같은 효과가 난다고 해서 치아성형이라고 부르고 있습니다.

치아성형은 치아의 모양을 예쁘게 바꾸는 술식으로 생각할 때, 가장 먼저 생각해 볼 수 있는 치료로 라미네이트가 있습니다. 라미네이트는 치아의 겉면을 아주 살짝 갈아낸 뒤 그 위에 얇은 세라믹 판을 붙이는 술식입니다. 여성분들이 네일 치료를 하는 것과 방식이 유사합니다. 네일 치료를 달리 말하면 손톱성형이라고 할 수 있겠죠?

하지만 올세라믹 크라운에 비해 라미네이트 치료가 치아의 삭제량이 적다고 하더라도 치아를 일부 삭제합니다. 치료 후 치아의 균일한 색상을 위해서 치아의 바깥면(보이는 면)을 일정 두께 삭제합니다. 또한 약간 튀어나온 부분의 경우는 가지런한 느낌을 주기 위해서 좀 더 삭제를 합니다.

1) 치아 사이 공간이 있는 경우

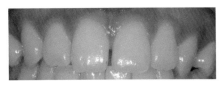 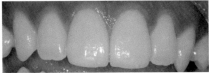

치아미백과 앞니 사이 공간을 치료하고 싶어서 치과에 오셨습니다. 치아미백 후

앞니 두 치아는 라미네이트 치료를 했습니다. 당연히 앞니 두 치아의 삭제량은 적었지만 라미네이트 치료를 위해 전체적으로 얇게 삭제를 할 수 밖에 없었습니다.

2) 치아가 겹쳐나 있는 경우

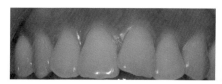
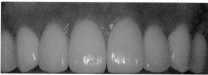

앞니가 일부 겹치면서 튀어나온 부분이 있습니다. 하루라도 빨리 보철을 해서라도 가지런해지고 싶다고 하셨기 때문에 튀어나온 부분은 삭제하고 나머지 부분은 약간 스크래치를 주었습니다. 이후 라미네이트 시술을 진행했습니다.

어떤 방식이든지 치아의 일부 삭제는 피할 수 없습니다. 치아를 되도록 삭제하지 않고 치아성형을 할 수는 없을까요?

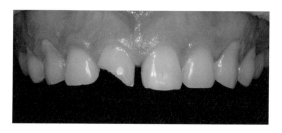

앞니가 깨진 것을 이유로 치과에 오셨습니다. 깨진 것과 동시에 앞니 사이 공간도 없애길 원하셨습니다. 그런데 씹을 때 보니 앞니가 깊게 씹히고 있었습니다.

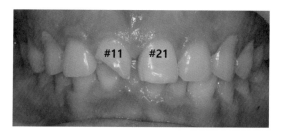

이럴 땐 치아교정을 하는 게 가장 이상적인 치료방법이지만, 교정은 원하지 않으셔서 위 앞니만 치료하기로 했는데, #11은 신경이 노출되어 신경치료 후 올세라믹

크라운을, #21은 치아를 삭제하지 않고 partial laminate 치료를 하는 것으로 계획을 세웠습니다.

 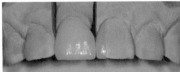 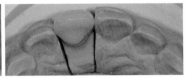

　제작된 올세라믹과 partial laminate가 모형상에 놓여진 사진입니다. partial laminate는 필요한 부분만 치아에 부착하기 때문에 작고 얇지만 치아의 법랑질에 부착이 되면서 강도가 증가됩니다.

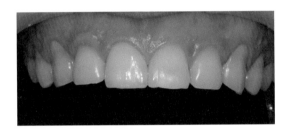

　치료 후 사진입니다. 새로 만들어진 보철이 약간 밝아서 한 톤 노랗게 만드는 걸 권해드렸는데, 지금 이 상태도 괜찮다고 하셔서 이대로 마무리가 되었습니다.

　만약 #21 치아를 삭제하는 라미네이트 치료를 했다면 치아의 수명이 약간 짧아졌겠지만, 치아를 삭제하지 않고 치료를 했기 때문에 이 치아의 수명에는 변화가 없습니다.

　partial laminate가 모든 경우에 적용될 수는 없지만, 적용 가능한 경우라면 꼭 이런 방법으로 시술받는 게 심미적으로나 치아 건강을 위해서 좋겠습니다.

웃을 때 잇몸이 많이 보이는 경우가 있습니다.

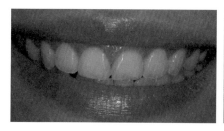 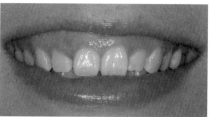

정도의 차이가 있지만, 위 두 경우는 원인이 다릅니다.

첫 번째는 앞 치아 쪽 잇몸이 약간 밑으로 내려온 경우이고, 두 번째는 위 잇몸뼈 자체가 전방으로 자라서 웃을 때 입술이 들어올려지는 경우입니다. 첫 번째는 잇몸 성형을 통해 지금보다 훨씬 더 예뻐질 수 있고, 두 번째는 악교정이나 윗입술 보톡스 시술 등을 생각해볼 수 있습니다.

여기에서는 첫 번째의 경우 잇몸 라인의 변화로 이미지가 어떻게 변할 수 있는지 알아보겠습니다.

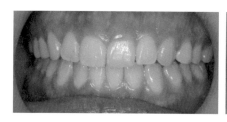 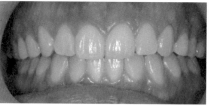

잇몸이 약간 변함으로써 이미지가 많이 달라집니다. 왜 그럴까요? 우리들의 앞

치아는 가로, 세로의 예쁜 비율이 있고, 각 치아별 황금 비율이 있습니다.

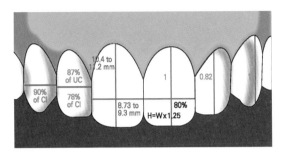

이 범주에 들어가면 치아가 가지런하고 예뻐보이는 것입니다.

또 다른 사례입니다.

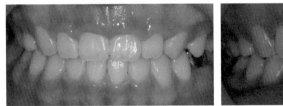

앞 치아는 약간 길어야 하는데, 짧다 못해 옆으로 퍼져보입니다. 이럴 땐 잇몸 성형으로 예쁜 라인을 만들면 됩니다.

많은 양의 잇몸 성형이 이루어지는 경우엔 하루만에 완료가 되는 것이 아니라, 1주일 후 재시술을 함으로써 보다 더 안전하고 확실하게 치료를 합니다.

6. 치아성형 사례들!

앞니가 비슷하게 보이더라도 어떤 사람은 부분교정을, 다른 어떤 사람은 치아성형 시술을 받습니다. 물론 어떤 사람은 전체교정으로 치료받습니다. 한 가지 치료가 무조건 정답이라고 말을 할 수 없습니다. 치아나 잇몸의 건강 정도, 뿌리의 상태, 그리고 앞니를 변화시키려고 하는 이유와 함께 시술을 위해 투자할 수 있는 시간 등에 따라 치료방법은 달라질 수 있습니다.

다음은 치아성형을 결정하고, 치료를 완료한 사례들 입니다.

1) 앞니 하나만 변색이 된 경우

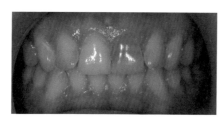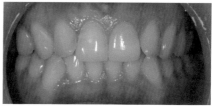

변색된 치아만 치료받고 싶어하셨고, 치아에 갈색의 두꺼운 선도 보기 싫다고 하셔서 '신경치료+실활치미백+세라믹 크라운'으로 치료를 진행했습니다.

2) 예전에 씌운 치아 잇몸 색상이 변한 경우

PFM으로 치료받은 치아의 잇몸이 퇴축되면서 내부의 금속이 검게 비춰보여 세라믹 크라운으로 다시 교체를 하면서 잇몸 색상이 원래대로 돌아왔습니다.

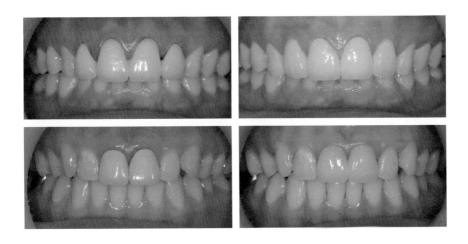

3) 앞니 치아가 짧은 경우

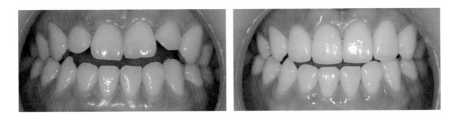

　유독 앞 치아가 짧아 보여 웃을 때 예쁘지 않다고 하셔서 치아를 길게 만드는 시술을 했습니다. 아래 치아는 잘 보이지 않아 위 4개 치아만 성형을 진행했습니다.

4) 한 치아가 안쪽으로 들어가 있는 경우

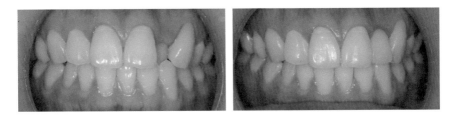

　치아 하나가 거꾸로 씹히면서 웃을 때 치아가 없는 것처럼 보이는 부분을 빨리 개선하고 싶다고 하셔서 한 치아만 치아성형했습니다.

5) 앞니가 고르지 않고 겹쳐있는 경우

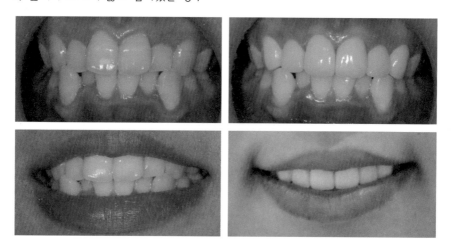

　전체적으로 치아가 노랗고, 앞니 모양이 예뻐지고, 잇몸 역시 고르게 되길 원하셔서 '치아성형+치아미백+잇몸성형' 시술을 했습니다. 시술 후 가장 달라진 점은 웃을 때 자신감이 생긴 것입니다.

6) 위 치아가 아래로 너무 길게 내려온 경우

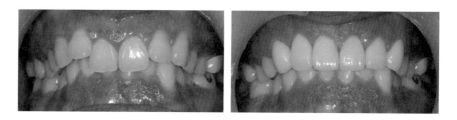

　웃을 때 잇몸이 많이 보이고, 토끼이처럼 보인다고 하셔서 '치아성형+치조골성형+잇몸성형' 시술을 했습니다.

7) 치아가 뚱뚱해 보이는 경우
　앞 치아가 유독 넓어서 웃거나 말할 때 너무 돋보이는 게 싫다고 하셔서 치아 사이즈를 배분하면서 치아성형을 했습니다.

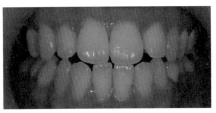
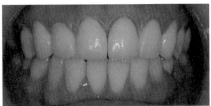

8) 치아가 튀어나오면서 커보이는 경우

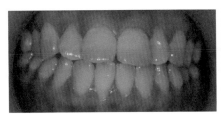
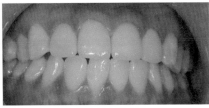

치아 사이즈를 줄이면서 잇몸의 모양을 자연스럽게 바꾸는 '치아성형+잇몸성형' 시술을 했습니다.

9) 송곳니 앞쪽에 공간이 있는 경우

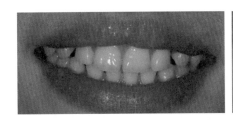
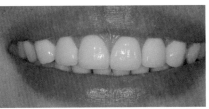

웃을 때 치아 사이에 공간이 있는 것보다 오른쪽 사진처럼 가지런하고 공간이 없으면 훨씬 더 예뻐보입니다. 아래는 이와 비슷한 다른 사례입니다.

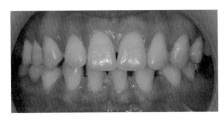
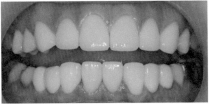

10) 치아 크기가 작은 경우

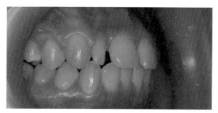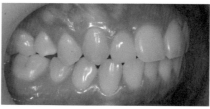

크기 자체가 작은 치아를 왜소치라고 하는데, 두 번째 앞치아에서 흔하게 나타납니다. 이 경우 치아를 거의 삭제하지 않고 치아성형을 합니다.

간혹 앞치아 4개 모두 크기가 작은 경우도 있습니다.

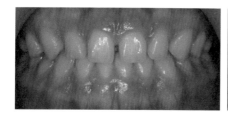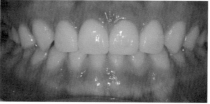

11) 앞 치아가 툭 튀어나온 경우

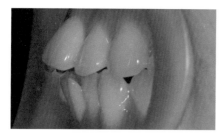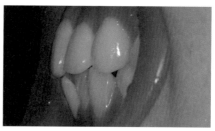

이와 같은 경우 치아삭제량이 많기 때문에 신경치료를 하면서 치아성형을 진행합니다. 시간이 부족하다면 치아성형을, 치료 시간 여유가 있다면 부분교정을 합니다. 위 사진은 치아만 나온 사진인데, 실제 얼굴을 보면 다음 사진처럼 많은 변화가 나타납니다.

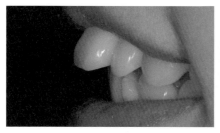 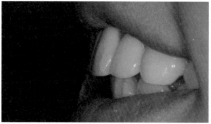

앞치아가 튀어나오면 어딘가에 부딪혀서 그 치아만 깨져서 오는 경우도 있습니다. 이땐 이전의 치아대로 치아를 씌우는 것보다는 주변 치아와 어울리게 성형을 하는 게 더 좋습니다.

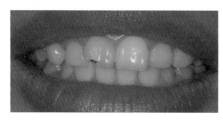 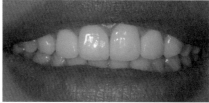

12) 치아 사이에 공간이 있는 경우

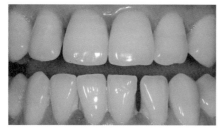 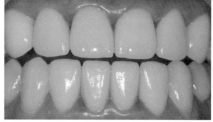

치아 사이 벌어진 공간 때문에 보기가 너무 좋지 않아서 치아성형했습니다.

13) 레진 치료로 인해 변색이 된 경우

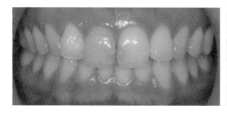 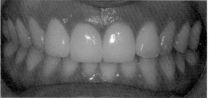

앞니에 충치가 생겨 레진 치료를 받고 나서 변색이 생기는 경우가 있습니다. 이때 다시 레진으로 치료하기도 하지만 치아성형으로 깔끔하게 치료하기도 합니다.

아래는 레진과 치아 사이 경계부에 변색이 나타난 경우입니다.

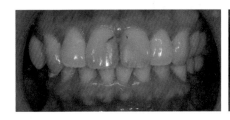 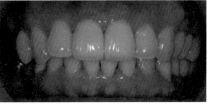

14) 여러 앞 치아가 거꾸로 씹히는 경우

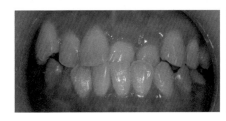 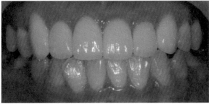

위와 같은 경우라면 치아교정을 하는 게 맞습니다. 송곳니는 덧니처럼 바깥으로 뻗어있고, 앞니 두 치아는 완전히 반대로 씹히고 있었으며, 동시에 아래 치아도 교정이 필요했기 때문입니다. 하지만 치아성형을 원하셔서 단점들을 설명한 뒤 치료를 진행했습니다. 잇몸성형도 함께 진행을 해서 심미적으로 결과는 좋았습니다. 하지만 이런 경우라면 특별한 사정이 있지 않는 한 치아교정이 좋습니다.

15) 잇몸이 내려 앉아 뿌리가 노출되고 공간이 생긴 경우

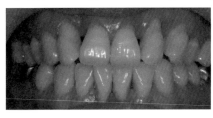 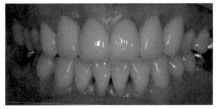

치아의 머리 부분에서 뿌리 쪽으로 이어지면서 치아가 갑자기 좁아지는 경우가 있습니다. 그래서 잇몸이 퇴축되면 치아 사이에 공간이 많이 생깁니다. 이 때 치아 성형으로 이런 부분을 치료할 수 있습니다.

치아미 백

극단적으로 치아가 노란 사람과 하얀 사람이 있다면 누가 더 깔끔해보일까요? 치아미백은 치아의 형태를 바꾸거나 위치를 바꾸는 시술이 아닙니다. 단지 치아를 지금보다 더 밝고 환하게 하는 시술인데, 이로 인한 효과는 굉장히 큽니다.

그래서 시중엔 손쉽게 구매할 수 있는 치아미백제가 많이 있습니다. 그만큼 치아미백의 효과를 알고 있지만 선뜻 치과에 가기 머뭇거리는 분들이 많기 때문입니다. 하지만 얼룩진 옷을 세제로 빨래를 하면 약간 얼룩이 빠지면서 깨끗해질 수 있지만, 여전히 얼룩은 남아있습니다. 이 땐 세제 이외에 표백성분을 이용해야 합니다. 치아미백도 마찬가지입니다.

제대로 된 치아미백의 효과를 보려면 어떻게 해야 하고, 관리는 어떻게 해야 할까요?

1. 앞니 하나만
색깔이 변했어요!

유독 앞 치아 하나 또는 두 개가 진한 갈색으로 보이는 경우가 있습니다. 바로 이렇게 말입니다.

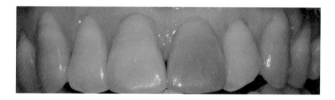

주변 치아 색상과 다르게 색이 변한 이유는 무엇일까요? 이유를 알면 해결할 수 있는 방법도 알아낼 수 있겠죠? 위 앞치아의 모습은 아래와 같습니다.

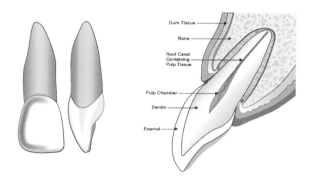

치아 뿌리 내부에는 신경과 혈관이 얽혀서 존재하고 있습니다. pulp chamber 라는 곳에 충격이 가해지면 혈관이 터져 혈액이 혈관 바깥으로 나옵니다. 이때 혈액 속 철 이온에 의해 치아가 갈색으로 변색이 됩니다. 피부에 상처가 나서 나오는 혈액의 색상이 빨갛지만 시간이 지나면 검붉게 변하는 것과 동일한 원리입니다.

치아미백이 필요한 상태이거나 치아미백을 원하는 경우엔 치아의 바깥면에서 변색을 제거하는 방식으로 치아미백이 진행되지만, 이렇게 치아 내부에서부터 시작된 변색은 보통의 치아미백 방법으로는 미백이 되지 않습니다.

이 땐 치아 내부에서 미백이 이루어져야 합니다. 이렇게 내부 변색된 치아는 신경의 생명이 없다고 해서 실활치 미백이라고 말하며, 가장 먼저 신경치료를 통해 변성된 신경과 혈관 조직들을 모두 제거합니다. 빈 공간엔 신경치료 재료(Gutta-percha)로 채워넣습니다.

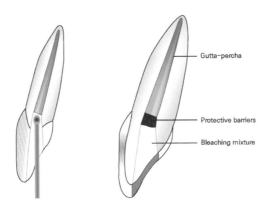

이후 뿌리 부근까지 신경치료 재료를 제거하고 방어막을 형성한 뒤 치아미백제를 구멍 안에 넣고 치아미백을 진행합니다. 이후 치아를 씌울 수도, 아니면 구멍만 메꾸고 치료가 마무리될 수도 있습니다.

실제 어떤 변화가 나타날까요?

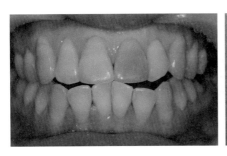
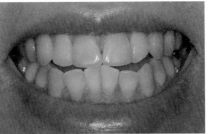

치아를 되도록 씌우지 않기를 원하셔서 실활치미백 후 신경치료와 미백을 하면서 치아 뒷 면에 생긴 홈을 레진으로 메꾸는 것으로 치료가 끝났습니다.

실활치 변색 기간이 오래될수록 미백 효과가 점점 떨어지기 때문에 앞니가 변색되었다면 바로 치과에 가서 치료를 받는 게 좋습니다.

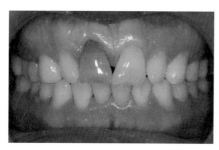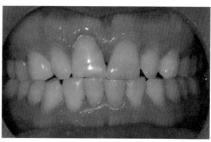

굉장히 오래 전 앞니를 부딪혔는데, 이후 앞니 색상이 변해버렸다고 하셨습니다. 치과에 가서 정기적으로 스케일링을 받았지만, 앞니 색깔이 변했으니 앞니를 씌우라는 이야기만 들어서 그동안 치료를 안 했다고 하셨습니다. 색깔이 변한 치아를 제외하고는 대부분의 치아가 건강했기 때문에 크라운 치료를 위해 치아를 많이 삭제하기 싫으셨던 것입니다.

실활치 미백이라는 시술에 대해 말씀드리고, 치료를 진행했습니다. 당연히 크라운 치료를 원하지 않으셔서 뒤쪽에 생긴 구멍을 컴포짓 레진으로 메꾸는 것으로 치료를 종료했습니다. 주변 치아와의 조화성이 약간 부족하지만 이전에 비해서 너무 예뻐졌죠?

이런 예뻐지는 변화는 어느 정도 시간이 걸릴까요? 신경치료를 하는 기간(약 1주~2주)을 제외하고 실활치미백은 30분 정도 진행하고, 1주일 정도 색상의 변화를 체크한 뒤 필요하다면 추가미백을 하고, 색상 유지의 안정성이 확인되면 구멍을 레진으로 메꾸는데, 평균 2주가 소요됩니다.

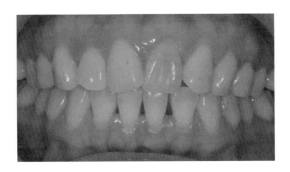

전체적으로 미백을 하고 싶은데, 한 치아가 유독 색상이 진합니다. 이땐 전체치아미백을 하면서 동시에 한 치아는 실활치 미백을 진행합니다. 생활치들은 치아의 바깥면만 치아미백이 이루어지기 때문에 치아 내부는 본연의 치아색상을 가지고 있지만, 실활치는 안쪽까지 미백을 하기 때문에 미백 후 주변 치아에 비해 좀 더 밝아질 수 있습니다.

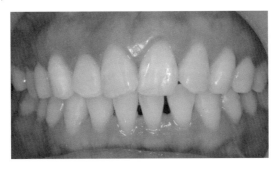

치아미백 후 실활치 미백 치료를 시행한 치아의 경우 안쪽을 레진으로 메꿀 때 주변 치아와 어울릴 수 있도록 색상을 잘 선택, 조절합니다.

2. 치아미백을 하면
정말 하얘지나요?

치아미백을 하면 어느 정도로 하얗게 될까요? 어떻게 보면 이 말이 좀 이상하기도 합니다. 치아는 하얗지 않기 때문입니다. 치아미백을 통해 치아는 치아 본연의 색상을 유지하면서 밝아진다는 말이 더 맞는 것 같습니다.

치아미백 케이스들을 인터넷으로 검색해보면 아래와 같은 비교 사진을 많이 볼 수 있습니다.

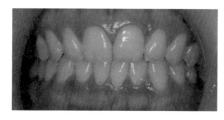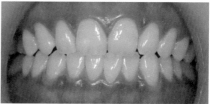

그런데 자세히 보면 왼쪽 사진은 약간 어둡고, 오른쪽 사진은 약간 밝습니다. 치과에서 DSLR 사진 촬영을 할 때 플래쉬를 터트리는데, 치아미백을 받기 전과 받은 후 빛 반사도에서 차이가 나기 때문입니다.

치아미백 효과를 확인하기 위해 치과에서 사용하는 shade guide를 치아 옆에 대고 사진 촬영을 하기도 하고, 위 치아를 먼저 미백하고, 미백 효과를 확인한 뒤 아래 치아를 미백하기도 합니다.

치아미백의 효과가 어느 정도인지를 가장 명확하게 알려주는 경우가 있습니다.

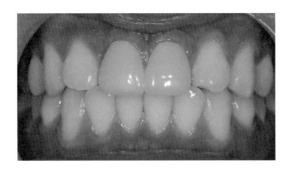

전체적으로 치아가 약간 노란색입니다. 앞니 두 치아는 예전에 어떤 이유인지는 모르지만 크라운 치료를 받았었습니다. 잇몸이 약간 검게 변한 것으로 봐서 PFM(안은 메탈, 겉은 세라믹)인 것으로 추정할 수 있습니다.

세라믹이 치아미백이 될까요? 세라믹이 재료인 타일이 미백이 될까요? 타일에 찌든 때는 제거가 될 수 있지만, 타일 자체의 색상을 바꾸는 건 새로 교체하는 것을 제외하고는 불가능합니다.

치아미백을 한 뒤 어떤 변화가 나타났을까요?

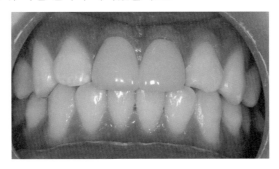

치아미백을 하면 앞 치아 보철은 무조건 재치료를 받아야 한다고 말씀을 드렸는데, 일단 치아미백을 해본 뒤 결정한다고 하셔서 치아미백만 진행한 결과입니다. 치아미백을 통한 효과가 너무 좋았는데, 앞 치아 때문에 보기엔 좋지 않게 되어버렸습니다.

그래서 미리 상담드린대로 앞 치아 두 개의 보철을 다시 치료했습니다. 이번엔 잇몸 색상을 자연스럽게 하고, 이어져있던 PFM을 개별 크라운으로 치료했습니다.

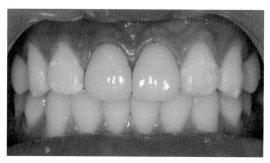

너무 깨끗해지고 예뻐졌죠? 잇몸의 색상도 자연스럽게 변했습니다.

3. 치아미백이
잘 안될 수도 있나요?

치아미백을 하면 모든 치아가 밝고 환해질 수 있을까요? 다른 질문을 해보겠습니다.

"흑인이 박피, 피부 미백을 하면 백인처럼 밝고 환해질 수 있을까요?"

치아미백은 원래부터 가지고 있던 내 치아의 성질을 그대로 유지하면서 밝게 만들어주는 술식입니다. 그래서 원래의 치아 상태에 따라서 미백 효과는 달라지고, 치과의사는 이를 미리 인지하고 그 치아에 알맞은 치료를 권해야 합니다.

치아미백을 검색할 때 많이 나오는 치아미백 전후 사진을 보여드리겠습니다. 많은 경우 이렇게 치아미백을 통해 밝고 환한 치아로 변신할 수 있습니다.

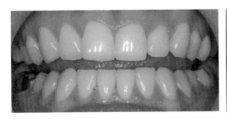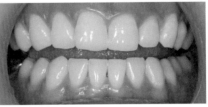

치아가 전체적으로 투명도가 있으면서 전형적인 황니입니다.

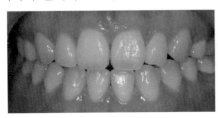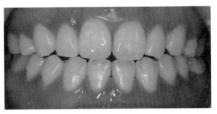

오른쪽 아래 맨 안쪽이 크라운인데, 미백된 치아와 대비해서 색상이 더 노랗게 보입니다.

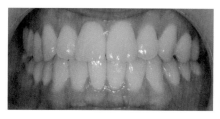 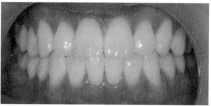

전체적으로 치아미백의 효과가 제대로 나타났습니다.

이렇게 많은 분들이 치아미백의 효과를 제대로 경험하고 만족을 합니다. 물론 웃을 때 자신감까지 생깁니다. 하지만 아래와 같은 경우는 좀 다릅니다.

1) 치아 내부에 약물 변색이 있을 때

현재는 많이 복용하지 않는 항생제인 테트라싸이클린(TC)이 예전에는 많이 사용되었습니다. 그런데 TC를 영구치가 치조골 내에서 형성될 때 복용을 한 경우 이 약물 때문에 치아가 변색됩니다.

특히 앞니가 치조골 내에서 형성될 때는 초등학생 전인데, 이 당시 복용한 것이 앞니가 맹출하고 나서 눈에 보이는 것입니다.

실제 사례를 보면 아래와 같습니다.

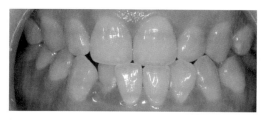 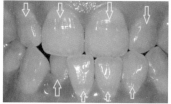

얼핏 보면 전체적으로 전형적인 황니처럼 보이지만 자세히 보면 진한 갈색의 선

이 보입니다. 치아는 수평으로 생성이 되는데, 노란색 화살표 부위가 생성될 때 약을 복용한 것으로 추정해볼 수 있습니다. 이렇게 내부 변색이 생긴 경우 치아미백을 하면 아래와 같이 치료가 됩니다.

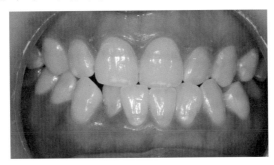

이전에 비해 밝고 환하게 변했지만 갈색 라인은 남아있습니다. 물론 치과에서 사진을 적나라하게 촬영을 했기 때문에 이렇게 보이는 것이고, 실제로 생활할 때는 입술을 사진처럼 벌리는 일이 없기 때문에 이 분도 미백 후 많이 만족하셨습니다.

또 다른 경우입니다.

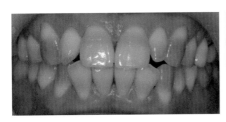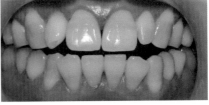

전체적으로 밝아졌지만 갈색 띠는 그대로 있죠? 하지만 이 분 역시 밝아진 치아를 보고 좋아하셨습니다.

2) 치아 자체 색상이 회색 톤일 때

치아 자체의 색상이 노란 색 계열이 아니라 회색 계열인 경우가 있습니다. 맨 처음 말씀드린 걸 다시 되새겨볼까요? 흑인이 박피, 피부 미백을 하면 백인처럼 밝고 환해질 수 있을까요? 베이스가 되는 부분을 치아미백으로 바꿀 수는 없습니다.

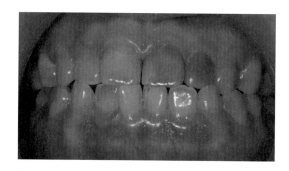

전체적으로 치아 색상이 어둡습니다. 더군다나 두 개의 앞치아는 검게 변해버렸습니다. 치아 자체 색상이 어두운데, 실활치 변색까지 된 것입니다. 치아미백을 하더라도 247pg 사례처럼 되는 건 불가능하다고 설명드렸지만, 지금보다는 밝아질 수 있다고 말씀드리고 "실활치미백 + 전체 치아미백" 시술을 진행했습니다.

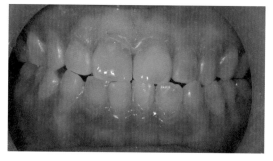

결과적으로 밝아지고 환해졌지만, 검은 색 느낌은 어떻게 할 수 없었습니다. 그래도 이전의 상태에 비하면 훨씬 깨끗한 느낌이죠?

4. 인터넷으로 살 수 있는
치아미백제 효과 있나요?

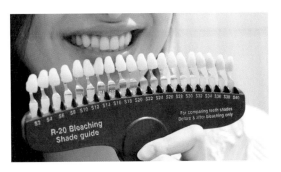

치아미백이 어느 정도 효과가 있는지를 확인하기 위한 가장 단순하지만 직관적인 방법이 현재 치아와 유사한 색상의 샘플을 치아 주변에 놓고 사진 촬영을 한 뒤, 치아미백 후 이전의 샘플을 치아 주변에 놓고 촬영한 사진과 비교해보는 것입니다.

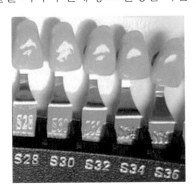

예를 들어 S36에서 S28으로 치아색상이 밝아졌다면 치아미백 효과가 있는 것이겠죠?

위의 shade guide 전체 모습은 다음과 같습니다.

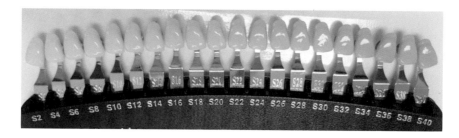

왼쪽 끝 쪽에 있는 하얀빛의 치아 색부터 오른쪽 끝 쪽에 있는 누런빛의 치아 색까지 다양합니다.

인터넷에 치아미백제를 검색해보면 아래처럼 많은 제품들이 판매되고 있습니다.

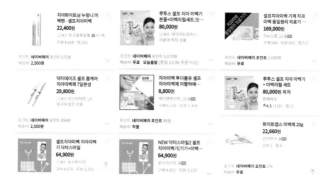

이 제품들이 효과가 있을까요?

네, 있습니다. 치아미백 효과가 있습니다. 하지만 효과의 정도가 다를 뿐입니다. 손쉽게 구할 수 있는 치아미백제의 효과가 뛰어나다면 아래처럼 수많은 치과가 치아미백을 검색했을 때 노출이 되도록 하는 광고를 할 이유가 없겠죠?

미국에서 많이 사용하는 전문가치아미백제 중 하나인 zoom의 hydrogen peroxide의 농도는 25%입니다. 하지만 우리나라의 최대 허용치는 15%이고, 이마저도 의료인만 취급이 가능합니다. 이보다 저농도인 자가미백제 carbamide peroxide의 농도는 10%, 15% 두 종류가 있으며, 15%로 자가미백을 하는 경우 치아시림 증상이 심한 경우가 많아 10%를 주로 사용합니다.

손쉽게 시중에서 구입할 수 있는 치아미백제는 농도가 굉장히 낮습니다. 그래서 이런 치아미백제만으로 bleaching shade guide의 가장 밝은 치아로 될 수 없습니다. 하지만 현재의 치아보다 약간 밝아질 수는 있습니다.

정말 치아미백으로 치아를 밝게 하고 싶다면 치과에서 전문가미백, 자가미백 시술을 받는 게 좋고, 밝아진 치아를 관리, 유지하는 차원에서 이런 제품을 사용하는 게 좀 더 현명할 것 같습니다.

5. 치아미백은
치과에서 하는 게 좋을까,
집에서 하는 게 좋을까?

치아미백에 대해 알아본 사람이라면 치아미백은 크게 두 가지로 나뉜다는 걸 알고 계실 겁니다. 치과에서 시행하는 전문가미백(office bleaching)과 집에서 직접하는 자가미백(home bleaching)입니다.

누구는 전문가미백으로 하루만에 치아를 밝게 할 수 있다고 하고, 다른 누구는 자가미백이 훨씬 더 안정적으로 치아를 밝게 할 수 있다고 합니다. 누구 말이 맞을까요? 어떻게 치아미백을 하는 게 가장 좋을까요?

일단 위의 두 사람 모두 맞는 이야기입니다. 전문가미백만의 장점이 있고, 자가미백만의 장점이 있기 때문입니다.

실제 치아미백 사례를 보겠습니다.

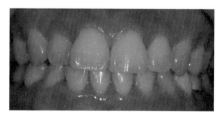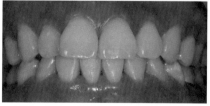

[전문가미백 전후]

전문가미백을 6회를 한 뒤 치아가 전체적으로 밝아졌습니다. 하지만 약간 푸석푸석한 느낌이 들면서, 치아에 하얀색 반점들이 보입니다.

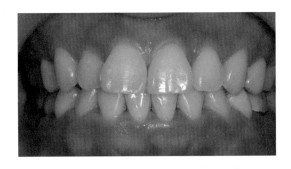

집에서 자가미백을 일주일 한 뒤의 모습입니다. 전체적으로 치아가 촉촉해진 느낌이고, 하얗게 변한 반점도 사라졌습니다.

전문가미백제는 농도가 높습니다. 그래서 치과에서 전문가미백을 진행할 때 미백제가 잇몸이나 입술에 닿지 않도록 방어막을 형성하는 데 시간을 많이 할애합니다. 만약 손에 닿거나 입술에 닿으면 그 부위는 하얗게 변하면서 따끔따끔거립니다. 농도가 높기 때문에 치아미백 효과는 뛰어나지만 치아 내부로 들어가서 미백을 하는 효과는 떨어집니다. 침투력이 낮기 때문입니다.

반면에 자가미백제는 농도가 낮습니다. 그래서 자가미백제 틀에 자가미백제를 넣고 입에 끼운 채로 4시간 정도 있더라도 잇몸이 화상을 입지 않습니다. 농도가 낮기 때문에 치아미백 효과는 전문가미백보다 떨어질 수 있지만, 치아 내부 깊숙하게 약제가 침투하기 때문에 치아 속 깊이까지 미백을 할 수 있습니다.

정리하면 다음과 같습니다. 치아 내부는 자가미백제가 은근하게 미백을 하고, 치아 외부는 전문가미백제가 단기간에 미백을 하는 것입니다. 둘 중 한 방법으로도 치아미백이 될 수 있지만, 두 가지 시술을 병행하는 게 치아미백 효과를 확실하게 볼 수 있는 방법입니다.

또 다른 사례를 보겠습니다.

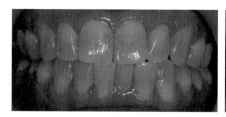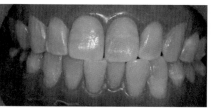

[전문가 치아미백 전후]

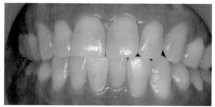

[자가미백 후]

자가미백만으로 최종 치아 밝기를 만들어내기 어렵습니다. 치아미백의 큰 변화는 전문가미백이, 치아를 치아스럽게 만드는 변화는 자가미백이 하는 것입니다.

　전문가치아미백과 자가치아미백 등의 시술을 통해 밝아진 치아를 관리하기 위해
서 가장 먼저 해야 할 일은 착색을 일으키는 음식을 줄이는 것입니다. 대표적으로
홍차, 커피, 카레 등이 있는데, 이런 음식을 아예 먹지 않고 지낸다는 것은 너무 가
혹한 것이겠죠?

　1) 자가미백을 정기적으로.

　치아미백을 통해 치아의 안과 바깥의 색소를 제거했으니, 이 후엔 치아의 바깥면
에 새롭게 착색된 부분만 미백을 하면 됩니다.

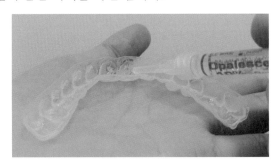

　자가미백틀에 자가미백제를 넣고 아래처럼 치아에 끼워서 자가미백을 하면 됩니
다.

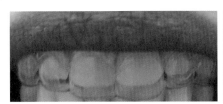 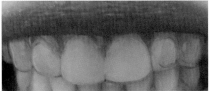

자가미백을 집에서 일주일에 한 번씩, 2시간 이상 4시간 이하 정도 시행하면 치아미백 효과를 유지할 수 있습니다. 대개는 일요일 밤에 저녁식사를 한 뒤 자기 전에 하는 걸 추천해드립니다.

이렇게 꾸준히 관리를 한다면 치아 바깥에서 착색된 물질을 손쉽게 제거할 수 있습니다.

2) 치아미백 전용 치약 사용
치아의 착색을 막아주는 보조용 미백 전용 치약을 사용하는 것을 권해드립니다.

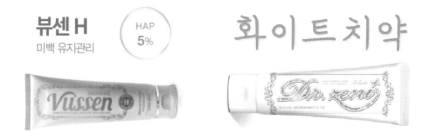

기능성 치약이기 때문에 하루에 1번 정도 사용하는 게 좋습니다.

3) 정기적 전문가 미백 시술
치아미백 초기에는 치아의 오래된 착색 물질을 제거하기 위해 시술 시간이 3일~1주일 정도 소요되지만, 시술 후엔 겉에서 추가로 착색되는 물질만 제거하면 되기 때문에 6개월에 한 번 정도 정기적으로 잇몸관리(스케일링)를 받으면서 전문가미백을 하루만 받으면 됩니다.

치아 읽어주는 남자 2

초 판 1쇄 발행 2019년 9월 1일
지은이 정길용
펴낸이 반송림
펴낸곳 도서출판 지혜
편집디자인 반송림
주   소 34624 대전광역시 동구 태전로 57. 2층 (삼성동, 도서출판 지혜)
전   화 042-625-1140
팩   스 042-627-1140
전자우편 ejisarang@hanmail.net
애지카페 cafe.daum.net/ejiliterature

ISBN : 979-11-5728-367-5 04510
ISBN : 979-11-5728-365-1 04510 (세트)
값 15,000원